REDOLOGÍA PARA PRINCIPIANTES

Manual Introductorio al análisis de redes sociales en Trabajo Social

TWIGGY MALENA ORTEGÓN

REDOLOGÍA PARA PRINCIPIANTES

Manual Introductorio al análisis de redes sociales en Trabajo Social

Redología para Principiantes
Manual Introductorio al análisis de redes sociales en Trabajo Social

Twiggy Malena Ortegón

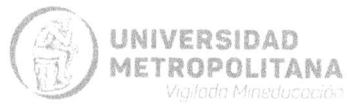

© 2018, Copyright

ISBN (Print): - 978-1-387-98417-6
ISBN (Ebook): 978-1-387-98418-3

Contacto:
Publicaciones Científicas
Universidad Metropolitana
publicacionescientificas@unimetro.edu.co

Portada: Adaptada de Fotografía archivos personales de Twiggy Malena Ortegón

TWIGGY MALENA ORTEGÓN

Es Trabajadora Social egresada de la Universidad Nacional de Colombia. Tiene una maestría en Antropología Social de la misma universidad y realizó estudios de Maestría en análisis de problemas políticos, económicos e internacionales contemporáneos del Instituto de Altos Estudios para el Desarrollo –IAED y la Universidad Externado de Colombia.

Ha participado en grupos de investigación como el de conflicto e instituciones del Instituto de Estudios Políticos y Relaciones Internacionales IEPRI de la Universidad Nacional de Colombia. Y el grupo ANTROPOCAOS de la Universidad de Buenos Aires, Argentina; entre otros.

Se desempeñó como catedrática de los programas de Trabajo Social y Ciencia política de la Universidad Nacional de Colombia y como docente investigadora en varias Universidades de la región caribe. Actualmente es docente investigadora y líder del grupo de Estudios e Investigaciones en Trabajo Social GEITS de la Universidad Metropolitana de Barranquilla.

COMITÉ CIENTÍFICO

Jorge Miceli

Profesor y Doctor en Antropología Social y Magister en Análisis del Discurso por la Universidad de Buenos Aires. Se desempeña como Profesor en la misma Universidad. Además de sus estudios de Antropología, es programador de software, especialista en el área del análisis de Redes Sociales y también en análisis del discurso. Cuenta con una producción bastante diversa en investigación, docencia y divulgación centrada en las teorías sistémicas y de la complejidad, semiótica, sistemas simbólicos y simulación computacional, habiendo sido expositor en distintas instituciones de Argentina, Rumania y Colombia.

Diego Diaz Córdova

Licenciado y Doctor en Ciencias Antropológicas de la Universidad de Buenos Aires. Actualmente, cuenta con beca posdoctoral DTEC del Ministerio de Ciencia y Técnica de Argentina. Su área es la Antropología Computacional ya que involucra el uso de computadoras como herramientas metodológicas, desde programas para métodos cuantitativos, como cualitativos así como análisis de redes sociales, modelos basados en agentes y sistemas de simulación en general.

Sergio Guerrero

Profesor universitario en Ciencias Antropológicas de la UBA y Magister en Antropología Social de la misma institución. Se interesa por la modelización en Antropología; tiene amplia experiencia en el análisis de redes sociales y alguna en modelos basados en agentes. Como campo empírico trabaja con temas de alimentación y de salud, que son dos áreas donde se cruzan lo particular y lo universal, lo biológico y lo sociocultural. Actualmente, es docente de ciclo de grado en la UNAJ, UBA Y UNLP-FAPE.

Ramón Alejandro Quinteros

Licenciado en Cs. Antropológicas con orientación en Arqueología. Magister en Antropología Social. Está desarrollando su tesis de Doctorado sobre Identidad, Paisaje y Redes Sociales en el área norte de la Quebrada de Humahuaca, Argentina. Su área de interés particular tiene que ver con la aplicación de la Teoría de Juegos en el análisis de toma de decisiones. Actualmente, trabaja con el Instituto de Arqueología en Argentina.

AGRADECIMIENTOS:

Quiero agradecer al Antropólogo Roberto Pineda Giraldo, quién como Profesor en la Maestría, me dio a conocer esta maravillosa herramienta y me motivó a explorar en ella. Disfruté sus clases y las conversaciones en su casa alrededor de su valiosísima trayectoria y aporte a las Ciencias Sociales. Es mi pequeño homenaje a este gran Maestro

Contenido

Prólogo

Desde hace bastante tiempo, el análisis de redes sociales (ARS) ha establecido un rumbo muy prometedor en las ciencias sociales en general y en la antropología, una de sus disciplinas de origen, con mayor especificidad.

Confrontados con los métodos de la estadística atributiva, basada en rasgos y no en las relaciones entre elementos que participan de cualquier sistema determinado empíricamente, la contribución de esta perspectiva hoy en día resulta clave no solo como extendida herramienta de validación de hallazgos, sino en función de su capacidad heurística considerada en el sentido más amplio.

Nacido al calor de la temprana sociometría de Jakob Moreno, en la década de 1930, y fundado en la pionera teoría de grafos desarrollada por Leonard Euler en el siglo XVII, el análisis de redes experimentó, entre años cincuenta y setenta, un enorme desarrollo en el campo de la antropología y la sociología, especialmente a partir de la contribución de la llamada "Escuela de Manchester", radicada en la antropología social británica, y de la sociología estadounidense de corte clásico, que es la que expande y mejora notablemente las ideas provenientes de la sociometría.

Ya en la década del ochenta, la teoría estadística se incorpora al ARS, y el modelo original, centrado en redes completas y no en fragmentos o partes de ella, se especializa en las relaciones diádicas y las integra luego en el encadenamiento explicativo que une lo micro y lo macro.

Sin proponérselo, el ARS introduce aquí un formidable recurso metodológico para superar la dicotomía entre los comportamientos locales, detectables a pequeña escala, y aquellas propiedades emergentes que afectan a toda la red analizada.

A partir de los años noventa y de allí en adelante, Internet se transforma en el escenario ideal para que se conozcan las potencialidades y aplicaciones del ARS a partir de piezas de software que permiten el modelado fino, la carga de datos y la contrastación de hipótesis partiendo de soportes digitales.

En alguna ocasión, sin embargo, el antropólogo australiano Bruce Kapferer, uno de los pioneros en la aplicación del abordaje reticular a cuestiones antropológicas, renegó de esta revolución teórico-metodológica asegurando que el análisis de redes era para él un "caballo muerto", un resabio de una antropología pasada de moda que debía superar su veta positivista para mejorarse.

Aquel diagnóstico, realizado en 2001, no sólo no supo dar cuenta de la inmensa acumulación de logros que el ARS desplegó desde su surgimiento hasta ese momento, sino que se transformó en uno de los pronósticos más claramente fallidos de la ciencia social contemporánea.

Solo evaluable en su potencialidad actual, y en función de la gran cantidad de caminos que el ARS ha revolucionado en lo que lleva transcurrido el siglo XXI, la predicción o la simple recomendación de Kapferer no podría haber resultado más errónea; desde la ciencia política, la economía, pasando por la sociología, el modelado basado en agentes, etc., el análisis de redes, especialmente a partir del advenimiento de las redes sociales electrónicas, viene desempeñando un papel fundamental en la explicación de distintos aspectos de la sociedad contemporánea.

En línea con esta comprobación, presentamos aquí sólo una minúscula muestra de lo que la perspectiva reticular habilita como posibilidad en las ciencias sociales de hoy. En Latinoamérica, el Grupo AntropoCaos de Buenos Aires, Argentina, ha conformado uno de los núcleos más activos de aplicación del análisis de redes a distintos ámbitos del quehacer antropológico, y es por ello que presentamos aquí cuatro contribuciones provenientes de este colectivo de investigación.

En primera instancia, la Trabajadora Social y magíster en antropología, Malena Ortegón Medina, miembro activo de este grupo en Colombia hace algunos años, nos brinda una sintética pero a la vez panorámica introducción al análisis de redes, centrándose en su surgimiento histórico y su desarrollo sustentado en la sociología y la antropología como disciplinas de origen.

Desde los trabajos pioneros de Simmel y Durkheim, pasando por las brillantes semillas del análisis reticular moderno que desde la antropología profesional plantearon investigadores como Barnes y Bott, y culminado el recorrido en usos contemporáneos del análisis de redes, esta introducción al ARS articula varias aplicaciones y tópicos de interés que delatan tanto un progresivo aggiornamiento de las herramientas de análisis como una diversificación notable de sus ámbitos de uso.

En otro apartado, y como un primer aporte a la casuística, esta investigadora nos introduce al uso práctico del ARS a través de la descripción de la la red de poder de la política pública de víctimas en la ciudad de Santa Marta, Colombia.

En segundo lugar, el capítulo ilustrativo de los antropólogos Diego Diaz y Maria Eugenia Lodi apela a un uso del análisis de redes ligado a la etapa de planeamiento de la investigación y no a sus resultados finales.

Creemos que lo especialmente interesante de este uso planificatorio y prospectivo del ARS es que, más allá de los tecnicismos de rigor que su dominio implica, su naturaleza teórica y heurística emerge con claridad cuando hay que pensar desde el momento inicial el curso de una investigación.

En este caso, la red de museos de la Ciudad de Buenos Aires es pensada en función de un conjunto de lazos establecidos de antemano, entre ellos de los de apoyo institucional, préstamo, financiación, etc.

Resulta crucial aquí corroborar el modo en que el programa investigativo del abordaje reticular hace posible, ya desde la fase de planeamiento de una pesquisa, tanto la estimación de la fortaleza, número y diversidad de los vínculos relevables, como distintos atributos estructurales de la red ligados a lo que en el ARS se conoce como el estudio de la centralidad de los nodos participantes.

Retornando a la metáfora del caballo muerto de Kapferer, mencionada al comienzo de este prólogo, esperamos que este desfile limitado de casos de uso del ARS, ligado a diferentes focos temáticos y modalidades de análisis, al menos contribuya a dar una idea del alcance actual de esta perspectiva.

En las cuentas pendientes de esta hipotética evaluación que postulamos, entendemos que tanto su consistencia conceptual más global como sus usos múltiples y su proyección mundial deben asumirse como evidentes puntos a favor; su dimensión y ejercicio local, sudamericano, en cambio, es el proyecto en el cual deseamos que se considere el presente aporte.

Jorge Miceli

Introducción

Con este manual, se busca introducir al estudiante, Docente o Investigador interesado, en el conocimiento básico de una herramienta de método y metodológica para la investigación en Ciencias Sociales, que los involucra con otra posibilidad para indagar y analizar los juegos[1] de entramado de relaciones entre individuos, grupos y organizaciones.

Teniendo en cuenta que "del entramado de las acciones de muchas personas pueden derivarse desarrollos no planeados por ninguna de ellas".[2] Dichas figuraciones, repercuten en las expectativas y decisiones tanto individuales como colectivas; en el panorama de acciones presentes y futuras.

En este documento, se realiza un recorrido por la literatura fundacional del análisis de redes y el concepto de red, desde la Antropología y la Sociología, como puertas de entrada para conocer y entender de manera básica, el método de análisis de redes sociales: su origen y desarrollo.

El método de análisis de redes sociales, trata acerca de una herramienta de investigación que permite explorar, analizar y describir dinámicas propias de cualquier profesional de las Ciencias y Disciplinas Sociales como: relaciones familiares, vecinales, barriales, organizaciones y grupos, interacciones socio económicas, políticas y culturales. El campo es tan amplio como los intereses de conocimiento.

Sin embargo, quiero destacar la importancia que esta herramienta tiene para la disciplina de Trabajo Social tanto en el campo de la investigación aplicada como de la intervención, en tanto es común a nuestro campo el abordaje de instituciones sociales como la familia o los ámbitos educativos, las organizaciones y grupos sociales, los organismos del Estado y los

---

[1] Según Elías, los juegos se basan en dos o más personas que miden sus fuerzas respectivas confrontándose.
[2] Elías. Op.Cit. pág.112

de carácter privado, que a su vez se inscriben en complejas redes de relaciones para profundizar problemáticas de tipo social o para impulsar su solución.

¡El alcance del análisis estructural de redes sociales, lo proporciona el propio investigador, según su imaginación!

Contexto y redes

La expansión de las cadenas de interacción de los individuos en la sociedad actual, día a día abarca y trasciende los entornos más diversos, y exige a sí mismo una mayor capacidad de adaptación al cambio y por lo tanto más y mejores estrategias para satisfacer necesidades, intereses y deseos o alcanzar objetivos.

Ante un panorama de situaciones nuevas y de acciones individuales y colectivas múltiples, la mirada de los comportamientos y flujos sociales, requiere entonces un análisis muy detallado de la dimensión individual que deriva como diría Elías en un entramado de acciones de individuos interdependientes, que él denomina Figuración[3].

Un modelo de tensiones que vincula a los individuos entre sí, y que "supone un orden propio un tipo de fenómenos con estructuras, formas de conexión, regularidades de tipo específico que no existen por fuera de los individuos, sino que precisamente se derivan directamente de la constante integración y del entramado de los individuos".

A medida que las conexiones crecen, se rompen y se crean otras; se van tejiendo mapas de interacción que dan forma al contexto[4] y que así mismo van definiendo el "material" para enfrentar los dilemas[5] de los individuos, es decir, van determinando un conjunto de destrezas y aprendizajes, los cuales generan ámbitos sociales dentro de una relación. Que vista como racionalidad, desde su sentido instrumental, se entendería como la capacidad de adaptar medios para alcanzar determinados fines. De este modo, involucra

---

[3] Ibid. Pág.157

[4] Se entiende el contexto como los sistemas de valores, normas y sus instrumentos, actividades cotidianas, saberes de sentido común y sus funciones en la vida de los individuos.

[5] "aquellas situaciones donde se presenta contradicción de intereses, donde las partes están afectadas por salidas o soluciones insatisfactorias para alguna de ellas o para ambas. Este tipo de interacciones se desarrollan y se nutren del contexto: de la Institución y la cultura en la que se hallan inmersos los actores. De allí apropian recursos que permiten justificar comportamientos, reforzar estrategias y en síntesis movilizar intereses ya sean individuales o colectivos". Para una ampliación del concepto ver: Gutiérrez F. "Gestión del conflicto en entornos turbulentos". En: Conflicto y Contexto.(Multiautores) TM Editores, Instituto SER, Colciencias, Programa de Reinserción. Enero,1997.

la capacidad de seleccionar mecanismos y estrategias para el alcance de metas, lo que implica a su vez procesos cognitivos que se nutren del acumulado de aprendizajes, tradiciones, emociones y percepciones de los individuos frente a otros, frente a sí mismos y las Instituciones.

En este sentido, la racionalidad entretejida con contenidos culturales, define en la interacción las redes y planos desde donde se pueden analizar comportamientos aparentemente[6] poco racionales como el conflicto y las modalidades de gestión basadas en evidencia circunstancial, al igual que interacciones en las cuales la agregación de intereses, las alianzas y toma de decisiones, se sustentan en altas dosis de racionalidad, como lo es la política.

La lógica analítica, gira en torno a los contextos y estructuras de relación que propician flujos de interacción individual y colectiva, en los cuales se resuelven los intereses en juego, los mecanismos de acción colectiva y sus efectos en las condiciones adaptativas y de transformación del contexto político y social. ¿Cómo estás dinámicas han dado forma al análisis de redes sociales?

El concepto de red

Cuando se menciona el término red en un ámbito conceptual y teórico, es necesario tener en cuenta que, nociones y categorías como estructura, comunidad o grupo no dejan de inquietar, sugerir relaciones sinónimas o tautológicas, que llegan a confundir al lector cuando se hace referencia a dicho concepto.

Sin desconocer la importancia que pueda tener para algunos académicos tratar de establecer diferencias o sugerir innovaciones conceptuales al respecto de estas categorías, frente al de redes, en este trabajo no se pretende ahondar en diferenciaciones conceptuales que están contenidas en una extensa producción de literatura en torno al tema, desde diversas corrientes teóricas y disciplinas de la ciencia social.

Antes que presentar los matices pertinentes que pueda tener

---

[6] Digo aparentemente, porque desde el sentido común y espacios de opinión se le asigna una gran fuerza explicativa a la irracionalidad de los individuos para explicar el precario manejo de los conflictos y sus consecuencias violentas, por ejemplo.

o aportar el concepto de red por sí solo frente al de grupo, comunidad o asociación; es fundamental distinguir dos aspectos claves para introducir la importancia o el aporte del análisis de redes a la comprensión de dinámicas políticas, sociales y contextos socio - culturales diversos.

Por un lado, se hace necesaria una diferenciación entre el llamado análisis estructural - donde se involucran las redes sociales - y la interpretación de los sistemas y comportamientos sociales desde corrientes y perspectivas estructuralistas[7]. Y por otro, establecer el aporte que en términos de método y alcance en investigación, posibilita el análisis de redes para entender, conceptualizar y explicar fenómenos sociales diversos.

Además, - desde un sentido menos teórico y corriendo el riesgo de defraudar algunas expectativas - vale la pena aclarar que este ejercicio de indagación en el campo de las redes sociales no se refiere a las tan en boga redes de ONG's, instituciones o redes formales; el interés y énfasis del estudio, está en redes espontáneas que se construyen, activan e insertan en contextos y dinámicas, que pueden relacionarse efectivamente con instituciones, organizaciones y otras agrupaciones pero que no surgen bajo el propósito "explícito" de nominarse como redes, sino desde la interacción.

El estudio de redes sociales se ha desarrollado a partir de campos, conceptos y categorías de acervo tradicional en las ciencias sociales, desde donde se ha iniciado un camino que en la actualidad ha permitido movilizar la investigación empírica y la producción teórica del área. "Los analistas de redes creen que la vida del individuo depende en gran parte de cómo ese individuo está relacionado dentro de una larga red de conexiones sociales"[8]

Este proceso ha involucrado herramientas de otras ciencias, combinando diversos métodos e introduciendo nuevas tecnologías para dar cuenta de escenarios y dinámicas de interés tradicional para las ciencias sociales y de preocupaciones recientes. Las ideas de red son usadas en diferentes ciencias para describir y analizar la estructura de relaciones entre elementos; dicha estructura y patrón

---

[7] Esto sin pretender ahondar en una discusión sistemática del modelo estructuralista y sus ramificaciones, sino tomando como referencia de éste la noción de estructura, para la clarificación del tipo de análisis que se pretende desarrollar en el trabajo.
[8] What is Network analysis?: www.heinz.cmu.edu/

de relaciones varía en diferentes formas, por ejemplo en densidad, es decir, en la proporción de todas las posibles relaciones que existen en una red de acuerdo a la cual las redes pueden ser clasificadas.

Las personas empiezan, mantienen y rompen relaciones continuamente; las redes sociales influencian y se ven influenciadas por las propias acciones de los individuos.

Desde la Sociología, Simmel estudió dicha influencia en varios aspectos de la vida social, de las formas en las cuales la gente se asocia entre sí. Entre otras cosas, investigó que pasa cuando en un grupo el número de miembros se incrementa, notando el gran cambio que se presenta si por ejemplo una diada se convierte en una triada (una red de tres personas).

Así Simmel se refirió a aspectos de la teoría de redes que serían en los 70s conocidos bajo el título de "la fuerza de los lazos débiles". El argumento principal se refiere a que en una sociedad sin lazos débiles, la difusión de información se detiene, porque sólo éste tipo de lazos pueden servir de puente en la construcción de estructuras diversas interconectadas y en expansión.

Durkheim, en su trabajo La División del Trabajo Social (1893), también atañe a principios teoréticos de redes, cuando señala que la división del trabajo depende o se sustenta en la densidad de las redes sociales que forman las personas entre sí. En el Suicidio (1897), él intenta demostrar que el número de suicidas en una sociedad depende de que tan bien integrada esté.

Desde esta perspectiva, a mayor integración menor número de suicidas; por el término integración de una sociedad, Durkheim quiere decir, el número de relaciones sociales que tienen las personas entre sí, así como la fuerza de estas relaciones.

En Las Formas Elementales de la Vida Religiosa (1912) Durkheim argumenta por ejemplo, que una gran red social le permitirá a las personas tener un conocimiento más objetivo y el desarrollo de un pensamiento más autónomo. Aún las categorías con las cuales los individuos clasifican el mundo, depende, según Durkheim, de su red social.

Malinowski, en Los Argonautas del Pacífico Occidental, describe cómo los Trobians mantienen una red de intercambio ceremonial entre ellos y con personas de otras islas. Y en Una teoría científica de la Cultura, observa "la función del clan en el establecimiento de una red adicional de relaciones que se entrecruzan en los grupos vecinales y los proveen de un nuevo principio en los diversos aspectos de la protección legal, la reciprocidad económica y el ejercicio de las actividades mágicas y religiosas"[9].

El interés de las ciencias sociales con la introducción de los conceptos de redes no tomó rumbos distintos, lo que sí cambió fue la introducción y el uso de ciencias como la matemática con el fin de analizar la realidad social, con la ayuda de modelos formales. Esto es lo que se ha llamado Sociología Matemática; donde se puede distinguir el uso de la teoría de grafos, el álgebra de matrices y técnicas de escalamiento multidimensional.

Estas herramientas se empezaron a utilizar para el abordaje de temas como: sistemas de parentesco, élites sociales y políticas, movilidad social, comportamiento organizacional, difusión de información, rumores y enfermedades contagiosas, salud mental, comportamiento de los votantes, formas de reclutamiento en movimientos sociales y religiosos, distribuciones de poder dentro de comunidades locales, gestión de conflictos[10] e incluso organización social animal.[11]

El aporte de la teoría de redes a la investigación en áreas como la comunicación, se inicia enfocado en el análisis de la influencia social que tienen las redes en la difusión de innovaciones, luego se empezó a poner atención en la influencia personal y después en como los más media tienen un mayor efecto en el pensamiento colectivo que en la difusión de innovaciones.

Escuelas como la Sociología Figuracional de Norbert Elías, quién sostiene que los cambios en el comportamiento de los individuos están relacionados con los cambios en las figuraciones, es decir, en las redes de individuos interdependientes; avanza en las preguntas que introdujeron Simmel y Durkheim: ¿porqué cambian

---

[9] Referirse al capítulo VII. El concepto de función.
[10] Sobre el análisis de la relación entre conflicto y redes sociales se han referido teóricos como Gluckman, y más reciente que éste, es: Derk Flap Hendrik. Conflict, loyalty and violence. The effects of Social Networks on Behavior. Verlag Peter Lang, Germany, 1998
[11] Para una información detallada sobre investigaciones, publicaciones, analistas de redes, consultar en la Web, la Red Internacional para el análisis de redes INSNA y las revistas *Connections* y *Social Networks*.

las redes sociales? Y se orienta más por: ¿cuáles son los efectos que tienen las redes sociales en el comportamiento de los individuos en diferentes contextos socio-culturales?

La incidencia del contexto

Los procesos de urbanización y modernización, impulsados en torno a la reactivación de la economía global, que se generaron después de la segunda guerra mundial, tuvieron grandes repercusiones en el entramado social: migraciones internacionales e internas, surgimiento de grandes conglomerados humanos, estrategias económicas y políticas, dieron lugar a nuevas relaciones, transformaciones culturales y cambio en los objetos de estudio de disciplinas como la Antropología y la Sociología.

El paso del estudio de comunidades tribales y rurales al de las llamadas sociedades complejas: urbes, ciudades y grandes asentamientos humanos, exigió una innovación en el campo conceptual, la afinación y combinación de métodos y herramientas de explicación que dieron lugar a lo que en principio se conoció como la categoría de redes sociales.

El surgimiento de barrios, sectores e importantes flujos de fuerza de trabajo, elementos de consumo, y con ellos de entre cruzamiento de culturas y visiones del mundo, que se concentraron en grandes ciudades, trazaron nuevos territorios y maneras de insertarse en sociedades cada vez más diversas.

Los procesos migratorios y de expansión económica llamaron la atención de los científicos sociales - principalmente de Economistas, Sociólogos y Antropólogos -; dando lugar a múltiples trabajos fundamentalmente de tipo descriptivo sobre esos nuevos actores y escenarios.

A través de la indagación empírica, la observación y la correlación estadística de dichos procesos, que realizaron los investigadores, se fue dando paso a la descripción de entramados y mallas, donde por ejemplo se entiende el proceso migratorio como un proceso de construcción progresiva de redes[12] De esta forma,

---

[12] Ver Portes Alejandro and Rumbaut Rubén. INMIGRANT AMERICA, University of California Press. USA, 1990. Pág. 232

se determinan los principales factores de la migración describiendo características de los actores pero sobre todo y fundamentalmente características de sus relaciones y estrategias adaptativas.

La concentración de inmigrantes, en lo que se denominó: enclaves[13], permitían la integración de los recién llegados en la actividad laboral y social por medio de su inserción en los negocios, actividades económicas desarrolladas por los "coetáneos" (o pares de origen, etnia y nacionalidad) establecidos; quienes contaban con estructuras de supervivencia estables.

Una movilidad económica y social que se impulsa a partir de la relación contractual entre migrantes establecidos y recientes. Dichas formas de agrupación, tienen consecuencias positivas diversas como preservación de valores y estilos de vida, regulación y amortiguamiento del proceso de aculturación, información, formas de control y soporte social, ayuda simultánea económica y emocional.

Se realizaron importantes hallazgos para la comprensión del fenómeno migratorio y de movilidad socio - cultural en general. Por ejemplo, se verificó cómo la pobreza no se constituía en sí misma en el factor que impulsaba el desarrollo de importantes flujos humanos, o en el otro extremo del análisis, tampoco se debía a un fenómeno meramente espontáneo. Evidentemente, tiene que ver con las exigencias e intereses de los países desarrollados para su expansión económica.

Pero además, "los lazos entre el origen y el lugar de destino no son exclusivamente económicos porque ellos dependen - para mantenerse - de un soporte de redes sociales".[14] Redes que se alimentan de la experiencia acumulada por el establecido, la cual se entrega a parientes, amigos y nuevas generaciones cuyas decisiones posiblemente involucren selecciones y destinos no sólo similares sino estratégicamente convenientes.

Los lazos que se tejen con entidades financieras y comerciales, la fuerza de trabajo del migrante son manejadas por los propios "conacionales", se crean redes cerradas no disponibles para otros individuos y grupos étnicos.

---

[13] Ibid. "Introduction: Who they are and Why They Come the origins of Inmigration".
[14] Ibid. Pág. 231

El levantamiento de este tipo de minorías como se les denominó, era de carácter estrictamente fortuito, distinto a los procesos migratorios de principios de siglo hacia norteamérica, los cuales estuvieron determinados por los llamados agentes de reclutamiento.

En este sentido como señala Portes: "La influencia de redes pre existentes en modelos y patrones locales tienden a ser decisivas entre los migrantes - obreros - contemporáneos, porque ellos no son guiados por agentes reclutadores sino por individuos espontáneos y decisiones familiares, usualmente basadas en la presencia en ciertos lugares de parientes y amigos quienes pueden proveer abrigo y asistencia"[15].

Las minorías étnicas van desarrollando redes densas ubicadas en lugares donde se concentren servicios, actividades, mercados y oportunidades de trabajo, así como formas de apoyo y solidaridad.

Los análisis iniciales sobre la ubicación espacial de grupos de población (principalmente de origen caribeño y asiático), así como sobre los cambios en el tiempo, de sus lugares de preferencia, se desarrollaron por medio del seguimiento de los flujos relacionados con la distribución y ubicación espacial, y los flujos de actividad económica, emprendidos alrededor del fenómeno migratorio.

Estos se constituyeron en el camino de indagaciones más sistemáticas en dinámicas marcadamente urbanas abordadas y aprehendidas en torno al concepto de redes sociales.

Se vinculan dos miradas en la manera como se pone a operar el análisis de estructuras frente al fenómeno migratorio. Macro y micro procesos económicos y sociales para describir e interpretar formas de recomposición, aparición de nuevos asentamientos humanos, contextos y entramados sociales.

En relación a lo micro, se involucran nociones como las de redes desarrolladas por el movimiento y concentración de personas en un territorio, las cuales sostienen prácticas socio - culturales. Las macro estructuras entonces, son los modelos económicos y políticos de los diferentes espacios urbanos.

---

[15] Ibid. Pág. 33

La mirada de tales macro y micro estructuras para entender y explicar los factores de la modernización y expansión mundial de la economía capitalista, permite de manera relevante activar mecanismos de explicación que van dejando de lado la "victimización" del migrante o su determinación de marginalidad.

Se reconoce entonces, que estos actores van potenciando la economía de los países a los cuales ingresan, inter conectando por medio de sus propias redes, las actividades y contextos culturales de los países de origen y de destino, construyendo y desarrollando formas, patrones y mecanismos de adaptación que han moldeado la vivencia de la modernidad, por fuera de la ley y las políticas formales[16].

El método y su origen

Los cuerpos y modelos teóricos tradicionales como el estructural - funcionalismo, empezaron a ser insuficientes para dar cuenta de los procesos y dinámicas propias de las sociedades complejas en el lenguaje de los Antropólogos o las comunidades urbanas en el de los Sociólogos.

Estas sociedades se definen en torno a características como: gran densidad de población, heterogeneidad étnica, mayor diferenciación social y económica, y crecientes grados de movilidad ocupacional y residencial. Epstein las definió como sociedades donde el azar es más conspicuo que lo regular y todo está en un estado de flujo.[17]

La crítica al análisis estructural funcionalista se puede resumir en la afirmación de Kapferer, quien hace referencia a que esta corriente teórica se centra en las regularidades y deja de lado aquello que se considera irregular o por fuera de la estructura general de la sociedad estudiada. El comportamiento individual y la manera como éste delimita normas, reglas de relación y cambios en el sistema, se relega a aspectos señalados como excepcionales.

---

[16] Para los interesados en profundizar en este campo, ver Plata Juan. Migración de mujeres a la gran ciudad: el grácil bucle de la adaptación y la identidad en entornos socio - culturales diversos. Tesis de Maestría en Antropología Urbana, Universidad Nacional. 1999
[17] Epstein A. L. "The Network and Urban Social Organization". En: SOCIAL NETWORKS IN URBAN SITUATIONS. Edited by Mitchell J. Clyde. Manchester University Press. 1969, pág. 77

Los estudios iniciales de redes buscaron entonces discernir las relaciones inter personales de los individuos que estaban dentro y fuera de un grupo o comunidad, sobre la forma como se delimitaban fronteras, territorios y cambios en las estructuras globales donde se establecían dichas relaciones. Cobra visibilidad la figura de la acción individual en relación con el entramado general o dominante.

Sin perder de vista los campos principales de interés, se introdujeron innovaciones en el análisis de procesos políticos, de clases sociales, de relaciones de mercado, provisión de servicios, circulación de bienes, flujos de información, mantenimiento de valores y normas, diferencias entre estructuras rurales y urbanas, organizaciones industriales y pequeños grupos; por medio del abordaje directo de las interacciones individuales y las relaciones inter personales en cada escenario de estudio.

Se diversificaron los métodos y categorías, aunque los trabajos desarrollados carecían de un manejo sistemático de los datos que abriera caminos de formalización analítica y conceptual.

Los métodos socio -métricos impulsados por la Psicología Social, con Bavelas y los llamados socio gramas de Moreno, fueron cercanos a los métodos de redes. Estos se basaban en la aplicación de cuestionarios formales, con el fin de analizar las preferencias de relación de los individuos para el desarrollo de actividades en grupos o estructuras de intercambio por factores de amistad o trabajo.

Por el contrario, los primeros analistas de redes se sustentaban en herramientas etnográficas como la observación participante, orientados no tanto a los atributos o elementos constitutivos de los actores sino a las características y contenidos de sus interacciones.

Del uso metafórico como lo aplicó Radcliffe Brown[18], al desarrollo de la categoría y posteriormente al llamado método de análisis estructural de redes, se realizaron trabajos fundacionales que es pertinente señalar.

---

[18] Habló de estructura social, como una red de relaciones dentro de patrones estables de relación. Levi Strauss, en cambio, la define a partir de modelos construidos donde las relaciones sociales son la materia prima, según las llamadas realidades empíricas. Y desde criterios de sistema, para la explicación de la incidencia e interconexión de los fenómenos sociales.

El uso de la palabra Red, en los años cincuenta, evocaba como afirma Mitchell, la imagen de interconexiones de relaciones, donde no se especificaban las propiedades de dichas interconexiones con el concepto de estructura[19,] entendida ésta como regularidad o patrón de acción en un sistema social.

"La idea básica de estructura es la de un orden o patrón estable de relación social que consiste en un conjunto de conexiones directas e indirectas entre actores que ocupan diferentes posiciones sociales."[20]

Barnes introdujo la noción de red en su estudio de Bremnes, como las conexiones entre personas a través de lazos individuales. Elizabeth Bott (1957), Philip Mayer (1961), Epstein (1961), y Adrian Mayer (1966), entienden la red como una relación en la cual no existen lazos que conecten directamente a un punto con otro, sino que se requiere del paso por uno intermedio. Estos autores la definían como un conjunto finito donde pueden desarrollarse relaciones en diferentes direcciones y cuyos lazos pueden adquirir diversos valores y características[21].

En este tipo de enfoque la red es considerada como un tipo de abstracción y por lo tanto como un cuerpo finito, constituido por multiplicidad de relaciones, contactos y formas.

El interés principal en el estudio de Barnes era el aspecto morfológico[22] de las redes. Planteó las nociones de red total y parcial para discriminar dimensiones de estructuras y dinámicas. Así, las que contienen información que corresponde a los patrones generales que rigen la vida social, se denominaron redes totales y los campos específicos o extractos de la red total como las estructuras de interacción institucionales, (familiares, políticas, interpersonales) las consideró como las de tipo parcial, que representó de acuerdo con el modelo de estrella de Moreno o de Red ego - centrada de Mitchell.

---

[19] Parsons la define como la integración de motivaciones individuales con valores culturales normativos. Guidens en su teoría de la estructuración y desde la dualidad entre estructura y agencia, la define como las reglas y roles existentes como una memoria que se refleja en la acción.

[20] Knoke David. Political Networks The Structural Perspective, Cambridge University Press, 1994. Pág. 8

[21] Mitchell Clyde. Pág.3

[22] Un resumen de los trabajos de Barnes, Bott y los demás iniciadores de los estudios de redes sociales, se puede consultar en Hannerz Ulf. Exploración de la ciudad. Hacia una Antropología Urbana. Fondo de Cultura Económica, México. 1986. Cap.V: "Pensar en Redes".

Esta estructura, parte de un individuo o una diada particular, que Mitchell desarrolla a través de dos vertientes: morfología y carácter interaccional. Los elementos que hacen parte del aspecto morfológico son densidad, anclaje, alcance y rango. Y el carácter interaccional está constituido por contenido, direccionalidad, durabilidad, intensidad y frecuencia de interacción.

Mitchell, la considera como anclada o sustentada en un grupo pero donde la densidad de contactos que tenga la red no está directamente relacionada con el alcance de la misma. La influencia y magnitud de los componentes de la red está determinada por la intensidad de la interacción y no por el número de contactos.

En este sentido, M. Señala que el rango se establece según la jerarquía de los contactos de la red, el rango mas alto esta determinando el alcance de ésta, por el grado de influencia, decisión e importancia de los contactos y los intercambios.

En lo relacionado con los criterios interaccionales; se entiende el contenido como los propósitos con los cuales un individuo interactúa con otros. Estos lazos pueden ser por relaciones de amistad, obligaciones familiares, cooperación etc.; es importante señalar que el contenido de la red esta ligado a lo normativo, a los valores y a la comunicación.

La direccionalidad tiene un carácter de reciprocidad[23], la durabilidad está relacionada con la capacidad que tiene la red de garantizar al individuo su acceso efectivo, su uso en cualquier momento.

La intensidad de la red se mide precisamente por su efectividad en términos de romper con barreras como: distancia, diferencia, esporadicidad; por lo cual es característica de la red la no necesaria relación cara a cara. La frecuencia es la regularidad de contactos de la red, pero una gran frecuencia de contacto no necesariamente implica una gran intensidad en las relaciones dentro de la red.

Elizabeth Bott, en el análisis de las redes conyugales en una sociedad industrial (Londres), también correlaciona características morfológicas e interaccionales de dichas estructuras familiares. Y

---

[23] Sin embargo, la teoría de grafos representa direccionalidades no recíprocas donde el signo negativo simboliza la falta de reciprocidad y el cero la ausencia de relaciones.

elabora las categorías de redes de tejido cerrado y redes de tejido abierto, que se usaron en estudios posteriores.

"Las redes cerradas surgen cuando los miembros del matrimonio han crecido en la misma área local y continúan viviendo en ella, con sus vecinos, amigos y parientes como miembros estables de la red... La red abierta típica, se produce porque los cónyuges son, en uno u otro sentido, móviles y hacen nuevos contactos con personas que no conocen a sus antiguos compañeros de red."[24]

En este trabajo se busca interpretar las variaciones que se desarrollan en la manera en que esposos y esposas desempeñan sus roles conyugales, observando las diferencias en el grado de segregación de dichos roles.

Al considerar a la familia como un sistema social, Bott notó como las relaciones sociales externas de la familia asumieron la forma de una red, más que la forma de un grupo organizado, y que dichas redes presentaban una considerable variación en términos de conectividad; lo que le permitió describir su alcance, conectividad y dispersión.

"Las parejas que tienen un gran grado de segregación, tienen una red altamente conectada; muchos de sus amigos, vecinos y parientes se conocían entre sí. Las familias que tenían una unión de roles tenían una red dispersa; pocos de sus amigos, vecinos y parientes se conocían entre sí".[25]

P. Mayer, utilizó la idea de red social para examinar el comportamiento de migrantes de Sur Africa al oriente de Londres, utilizando las variables desarrolladas por Bott sobre redes de tejido abierto y redes de tejido cerrado. Las primeras, entendidas como interacciones de gran movilidad e intercambio y las segundas, como aquellas inscritas dentro de un mismo contexto, con relaciones de estabilidad y permanencia.

Epstein retomó estas variables para establecer la noción de redes extendidas y redes personales, con las cuales describió la incidencia de normas y valores de grupos de elite o dominantes sobre otros con los cuales no se tiene un contacto directo, pero

---

[24] Op. Cit. Hannerz Ulf. Pág. 191
[25] Bott Elizabeth. "Urban Families: Conjugal Roles and Social Networks". En: Man In Adaptation The Institucional Framework. Edited by Yehudi A. Cohen. USA, 1971

paradójicamente se ejerce una gran influencia. Lo cual visualizó la importancia de las redes para impactar más allá del face to face.

Otros estudiosos como Wheeldom, Kapferer, Boswell y Jones, examinaron los cambios en estructuras de dirección de asociaciones voluntarias y comunidades, observando los antagonismos, disputas y movilización de soportes, formas de ayuda y alianzas que emprendían los actores sociales para enfrentar dichas situaciones. Lo que Boswell denominó análisis situacional.

Festinger utilizó la noción de sub grupos cohesivos como las bases para construir un mapa de interacciones, sobre la manera como los miembros de un complejo de apartamentos respondieron a una influencia externa. Festinger puso a circular entre los actores dos rumores y describió la difusión del rumor, en términos de comunicación entre pares de actores.[26]

La expansión del uso del concepto de red como método de análisis permite conjugar herramientas metodológicas, profundizar y fortalecer mecanismos de explicación de comportamientos y relaciones que en sus inicios se abordaron desde la preocupación por los nuevos asentamientos y aglomeraciones humanas.

Más recientemente, es muy útil para entender la manera como se configuran las subjetividades y el entramado social a través de dinámicas como el conflicto y la violencia urbanos, los cambios, permanencias y mecanismos adaptativos de actores políticos y su relación con el contexto institucional en el cual están inscritos.

Gracias a su gran flexibilidad, las redes como realidad empírica llegan a penetrar, trascender y transformar el contexto, las estructuras formales e institucionales, los territorios. Y cómo método, estimulan la mirada de lo micro, de la decisión y la acción individual y colectiva en la adaptación a los patrones y sistemas de relación.

También impactan en la manera como los comportamientos y estrategias personales llegan a transformar, moldear lógicas y ámbitos que evolucionan en el tiempo y se insertan en el espacio de la interacción, cruzando marcos institucionales, cuerpos normativos, que se adaptan estratégica y

---

[26] Frank A. Kenneth. "Mapping Interactions within and between cohesive subgroups". En: Revista Social Networks 18, 1996 . Frank, realizó un estudio de redes para identificar grupos cohesivos de discusión profesional entre profesores en una escuela primaria.

culturalmente.

Los análisis actuales de redes conocidos como análisis estructurales o reticulares, surgen en contraste con el enfoque estructuralista. La visión ultrageneralizada de la acción humana que plantea el estructuralismo, diluye la dimensión de la acción racional, la representación de intereses individuales, la adaptación estratégica al cuerpo normativo social por parte de los actores.

Los mapas y topologías que se desarrollan en las interacciones de los individuos con los contextos culturales, los territorios y sus entrecruzamientos; se empiezan a potenciar en el análisis de redes.

El estructuralismo identifica las rutas de los actores a partir de valores y patrones generales, el análisis de redes diversifica los mecanismos para describir el comportamiento social por referencia a la identificación de la acción individual en la estructura social, sus instituciones y formas de organización, valores, normas y patrones socio - culturales desde donde se toman y adecuan recursos de interacción, se desarrollan estrategias de adaptación y a la vez de modificación de contextos, entornos y territorios.

Una característica de permeabilidad pragmática donde se trascienden fronteras, se modifican y trazan otras nuevas, donde unas y otras pueden superponerse en el entramado social. Formas de interacción, a manera de mallas y planos, que se robustecen por la racionalidad, creencias, preferencias, aprendizajes e intereses que pese a ser diversos, particulares y dinámicos, permiten establecer relaciones de estructuras, contextos[27] y lógicas de comportamiento.

En el inicio de la narración, se mencionó que el debate frente ala diferenciación o similitud del concepto de red con el de grupo u organización no hacia parte de los intereses de discusión. Aunque hasta ahora se han hecho algunas gambetas a este tópico, si es relevante decir no sólo que es una red sino que no es, y tal vez desde esta perspectiva el juego sea más interesante.

Una red no es una comunidad o un grupo tal y como la Sociología y la Psicología Social definieron estos conceptos. Pero si

---

[27] Gutiérrez Francisco. "Gestión del conflicto en entornos turbulentos". Conflicto y Contexto. Determina que: "Diseños institucionales, tradiciones históricas, se definen operativamente como contexto social...este convoca a los actores a delinear formas de interacción y a la vez es transformado y perturbado por tales formas de interacción".

puede estar compuesta por nodos representados por individuos, grupos, organizaciones e instituciones. La diferencia radica entonces no en los actores que la componen sino en los intercambios que se establecen tanto por contenido como por forma.

Una "no red", implica niveles de estabilidad en la frecuencia de relación, intereses formalmente y si se quiere consensualmente comunes, criterios de cohesión e identidad, sin los cuales las redes pueden "sobrevivir". Una red no necesariamente requiere de patrones de comportamiento e intereses comunes para la acción; al contrario se sustenta en la articulación y cabida a la individualidad, que desde otra puerta de entrada, puede llegar a generar campos de acción colectiva.

La redes no requieren in objetablemente del contacto cara a cara, de la denominación, la identificación colectiva de intereses y objetivos, sino más bien de la fluidez, intermitencia e inestabilidad de las relaciones, con una rápida y efectiva capacidad de respuesta, multiplicidad de posibilidades de intercambio y recomposición, donde los puntos, es decir los actores y los lugares, llegan a ser secundarios.

La mera enunciación de grupo o de comunidad, plantea que lo colectivo está predominando sobre lo individual, las redes espontáneas se sostienen en la singularidad y relevancia del aporte, racionalidad y lógica personal, que va tejiendo en la interacción con otros, y no al revés. Dando lugar a formas de trazar subjetividades y cuerpos colectivos.

Pero además las diferenciaciones se establecen en la aplicación misma de los conceptos en el plano del conocimiento. Se pueden analizar grupos y asociaciones por medio del concepto de redes, es más, - siendo audaces - a la inversa se puede llegar a describir, pero no a discernir la acción individual.

Ahora bien, las posibilidades de formalización y manejo riguroso de los datos es mayor en el análisis de redes, lo que de facto, marca distancias en términos de alcance para cada uno de estos conceptos y categorías en relación con el de red. Este concepto se puede activar entonces, tanto en el campo teórico como en el metodológico, porque tiene la capacidad de capturar relaciones y lazos latentes, y seguir la evolución de esos lazos en el tiempo y en el espacio.

Los análisis de redes involucran por medio de herramientas de diferentes campos científicos, el abordaje de factores como turbulencia, incertidumbre y azar que se expresan en estructuras y sistemas sociales, en dinámicas como el conflicto y la violencia y otras diversas; en nuestro propio contexto.

Afinando la descripción mas allá de generalizaciones y modelos de explicación de conjunto, que no operan efectivamente en estos fenómenos. La mirada de redes recrea entidades concretas: los individuos y sus relaciones.

Pese a los potentes avances que al respecto de la consideración de las preferencias y decisiones individuales desarrolla la teoría de juegos, ésta no brinda relevancia a la influencia e interacción de los individuos con su entorno socio - cultural, se centra en los "individuos solos". De allí un factor positivo adicional para la teoría de redes. "El modelo de red busca entender la acción individual en el contexto de acciones estructuradas"[28].

El concepto de Red

Ahora bien, una red es una estructura de interacción, representada a partir de contactos conectados por líneas que tienen contenidos adscritos a ellas, y cuyos flujos e intercambios pueden ser materiales, comunicacionales y estratégicos, entre otros.

Un análisis de redes debe considerar por tanto, dos factores: 1. datos sobre las características de los actores y 2. sobre los atributos y contenidos de la relación, - teniendo en cuenta la posibilidad de contar con múltiples tipos de actores y sólo una variable de interacción, o al revés, diferentes y diversas conexiones dentro de un tipo estable de actores -.

La ciudad por ejemplo, es una red de redes, y también un individuo puede pertenecer a varias redes simultáneamente. Lo que exige delimitar mucho más el concepto. Recogiendo factores determinantes como acción individual, intermitencia, intercambio y

---

[28] Wasserman Stanley y Faust Katherine. Social Network Analysis: Methods and Applications. Cambridge University Press. 1994.

no dependencia del territorio o un criterio institucional de redes, se puede afirmar que éstas entonces se delimitan a partir de la abstracción del alcance e intensidad de los nexos en relación al contexto en el cual se insertan y los contenidos que le dan forma.

La lógica es entonces, seleccionar una variable o dinámica y discernirla a partir de la consideración de los componentes individuales y las características de sus interacciones. Pues consciente de la multiplicidad de intercambios y flujos que se desarrollan en el sistema social, se hace necesario ordenarlos y discriminarlos en los bordes que se construyen al articular rigurosamente conceptos orientadores, escenarios y dinámicas, donde la racionalidad de las interacciones se alimenta de los contextos culturales. Una sinapsis que involucra además lo individual y lo colectivo.

Los requisitos de entrada para identificar una red y una no red, se van haciendo menos borrosos, en la medida en que se identifiquen elementos condicionantes, como los aprendizajes de los actores y sus repercusiones, las lógicas y patrones relativamente estables con los que cuentan para la movilización de sus asuntos, los tipos de transacciones y los recursos que se involucran para su realización, los factores de cooperación y egoísmo, para inhibir o activar la acción colectiva y la modificación del entorno.

Delineando tipos y topos de redes, según donde se centre la observación: En los actores (nodos, puntos o posiciones), en las interacciones (lazos, flujos, enlaces o canales), o en ambos.

Los límites de algunas redes, pueden estar definidos por relaciones de cercanía entre los actores, éstas son las redes primarias; pero existen además o simultáneamente con éstas, las redes secundarias o de transacción y aprovisionamiento[29]. Estos límites con base en los actores, se sustentan en una relativa frecuencia de interacción en un momento dado, o, por los límites que los propios actores perciben.

"El acercamiento nominalista, se da cuando quien define los limites abiertamente es el investigador de acuerdo a sus intereses... acudiendo a métodos de muestreo o el método cadena, utilizado para trazar lazos de una red desde un origen hasta un fin

---

[29] Característica que menciona Hannerz en el libro Exploración de la Ciudad, sobre un estudio clásico de redes realizado por Boissevain.

(Granovetter)"[30]

En aspectos de medición y cuantificación de las redes, si el interés se centra en mirar que tan importante puede ser un actor en la red, se establece un punto de corte con respecto a él y se miden o cuantifican las interacciones que se desprenden de éste, y los efectos generados sobre la estructura al descomponer un punto (el actor).

Si el interés radica en los contenidos de flujo, o las líneas de relación, se le asignan valores a las mismas según sean relaciones directas, frecuentes e intensas en términos de que y como se intercambia, comunica o conecta una estructura social.

En el terreno de la realidad empírica, las condiciones de entrada a una red se determinan por una cierta técnica de interacción que puede sustentarse en modalidades de comunicación, señales y adaptación de recursos, que llegan a constituirse en disparadores o inhibidores de la relación y la acción individual y colectiva en un contexto.

Los actores de la red, se valen de instrumentos o herramientas que permiten una mayor efectividad y sostenimiento de la misma; los flujos son más dinámicos porque se agiliza la comunicación y además permiten mantener cierta "privacidad", lo que no se aparta o contrapone al hecho de que estos recursos pueden estar insertos en un sistema de masificación y uso extensivo. Lo esencial está en cómo se usan y para qué.

La clave de acceso, radica entonces en la forma como estos recursos son apropiados por los actores involucrados, la competencia por dichos recursos, el abastecimiento, el trazado de relaciones y acciones estratégicas que configuran horizontalidades y asimetrías en las relaciones, un tejido social que puede activarse, acercando la lente, y observando desde ámbitos y dinámicas micro o localizadas, pero que ayudan a comprender y potencializar la estructura global, obviando la crítica de lo pequeño, reproduciéndolo.

Los análisis de redes permiten capturar estructuras que se delimitan más por la posibilidad permanente de cambio que de estabilización. Por eso las redes se consideran estructuras dinámicas

---

[30] Op. Cit. Wasserman Stanley.

que se rompen y descomponen dando lugar a otras nuevas que se reproducen en los mismos o en otros espacios y siguiendo ritmos y velocidades de tiempo.

De allí que sean tan importantes para analizar la fragmentación y transitoriedad de relaciones en la vida urbana31. El aporte metodológico del análisis de redes, brinda en el contexto de las ciudades, mayores posibilidades de aprehensión de sus diferentes fragmentos, situaciones y ritmos, sin perder la perspectiva de interpretación global y aplicación de la teoría, en las diversas dinámicas de nuestra sociedad. Estos son aspectos fundamentales para las Ciencias y Disciplinas sociales[32].

Los primeros analistas de redes representaron gráficamente tipos de estructuras, partiendo de núcleos de origen, centros o egos, que se extienden y multiplican de acuerdo a la densidad de contactos e interconexiones. Estos grafos se denominaron: estrellas, anillos y mallas que con sus clasificaciones propias, sirvieron para representar estructuras sociales de parentesco, amistad y trabajo.

En estudios recientes los análisis, y sus representaciones se han ido enriqueciendo por medio de modelos formales construidos con herramientas de la estadística y la matemática discreta; teoría de grafos, principios de topología matemática, matrices algebraicas y herramientas de programación.

Donde se destacan entre otros, científicos como Freeman, Carley, Berkowitz, Borgatti, Everett, Harary, Wellman, Holland y Burt33. En España se destaca el profesor José Luis Molina de la Universidad Autónoma de Barcelona entre otros académicos de su País, quiénes vienen impulsando espacios de investigación y difusión del Análisis de Redes Sociales.

Los estudios desarrollados por investigadores Latino americanos y Colombianos, en este campo, son aún escasos. Sin embargo, los trabajos seminales de Larissa Lomnitz, abrieron

---

[31] Las categorías de fragmentación, superficialidad y transitoriedad mencionadas, fueron desarrolladas por Wirth Louis en "El urbanismo como modo de vida".

[32] Las charlas con el Profesor Roberto Pineda G. me permitieron ahondar en la importancia de este tipo de análisis, en sus antecedentes y aportes para la investigación social y en aspectos de redacción, además del constante apoyo y ánimo que tan generosamente me brindó.

[33] Ver Social Networks. An international journal of structural analysis. Editor Linton Freeman. University of California, Irvine. USA

camino en este tipo de observación, con descripciones de relaciones de compadrazgo e interdependencia, formas de supervivencia y adaptación a la estructura urbana; por medio del análisis de redes de apoyo, redes informales de intercambio y mecanismos de articulación que se desarrollan en instituciones económicas, burocráticas, escenarios políticos y académicos principalmente de México y Chile.

Lomnitz enfocó estos fenómenos desde categorías y variables como clase social, marginalidad, migración, clientelismo, sector formal e informal, relación público y privado; que proporcionan un panorama de la cultura política, las formas de movilidad, ascenso social y organización en dichos contextos.

Otros estudios igualmente son referencias clásicas obligadas para el cuerpo de antecedentes y de continuidad en el desarrollo de una producción sistemática al respecto. Carolina Mosser, por ejemplo, analizó relaciones de diferenciación y movilidad en una plaza de mercado de Bogotá, aplicó el concepto de red como una técnica para examinar patrones de cooperación y distanciamiento dentro de la variedad de situaciones y relaciones, que describió sobre este escenario particular[34].

En estudios actuales de redes se analizan transformaciones en las estructuras sociales a través del tiempo, procesos comunicativos, de intercambio, transmisión y aprendizaje de comportamientos, prácticas políticas, problemáticas relacionadas con enfermedades de transmisión sexual y actividades concernientes con patrones de consumo cultural en la ciudad, entre otros[35].

Un estudio seminal de cultura política realizado en la ciudad de Bogotá, Colombia por el Antropólogo Francisco Gutiérrez[36] aborda el clientelismo que se nutre en los barrios populares a través de las Juntas de Acción comunal y muestra de manera simultánea el poder no sólo del objeto (como lo señala el autor acerca de la capacidad adaptativa y flexibilidad de las redes clientelistas) sino de

---

[34] Moser Caroline. Differentiation and Movility in a Bogotá Retail Market. A thesis submitted for the degree of Doctor of Philosophy at the University of Sussex. Nov 1975

35 Ver la página web del grupo ANTROPOCAOS. Se trata de un grupo de investigadores Antropólogos de la Universidad de Buenos Aires, Argentina. Cuyos interesantes trabajos son una referencia necesaria para conocer los alcances y temáticas abordadas actualmente, por medio del Análisis reticular de Redes Sociales.

[36] En: La Ciudad Representada. Política y conflicto en Bogotá. TM Editores - IEPRI. Colombia, 1998

la herramienta analítica, para poner en funcionamiento conceptos como ciudadanía y participación, construyendo teoría en una ciudad cuyas estructuras borrosas de interacción hacen más compleja su aprehensión empírica.

Evidentemente, son varias las investigaciones que en Colombia se han realizado desde este enfoque y herramienta que escapan a los alcances de este manual y que pueden ser reseñados por las y los lectores.

A nivel latinoamericano quiero destacar los estudios del grupo de investigación ANTROPOCAOS, conformado por Antropólogos de la Universidad de Buenos Aires quiénes también junto con investigadores de la Universidad Nacional de La Plata vienen impulsando actividades de difusión y encuentro entre investigadores de este campo y con quiénes tuve el privilegio de participar en dicho grupo en el periodo 2008 a 2010.

En la actualidad el análisis de redes cuenta con software de visualización y análisis que facilitan la representación de las dinámicas abordadas tanto en proyectos de investigación como de gestión e intervención.

E incluso es relativamente común que algunos investigadores se den a la tarea de crear los propios para sus análisis reticulares. Europa o Estados Unidos cuentan con herramientas robustas en este campo pero quizás el mejor "laboratorio" de análisis está en Latinoamérica.

Por ello, este documento quiere ser una forma de invitación a jóvenes investigadores sociales, para que conozcan, apropien y amplíen su uso a los temas y problemas del contexto actual.

Ejemplo de aplicación del análisis de redes sociales[37]

La red de poder y sus vínculos. De amigos, primos y políticos

La red que reconstruyo para el caso de este trabajo, toma como nodos a los actores que a lo largo de esta etnografía son principales. Se trata de once nodos, todos ellos agentes integrantes de las llamadas instituciones que conforman el Sistema Nacional de Atención Integral a las Víctimas en el territorio.

Los atributos de relación que planteo para mirar sus interacciones y la forma como el tipo de nexos que construyen impacta en el ejercicio de la política pública de víctimas en Santa Marta son:

Afinidad Institucional: Tiene que ver con compartir el tipo de rol institucional, como es el claro ejemplo de los organismos de control.

Afinidad política: Este atributo hace referencia a la afinidad que se presenta o no en términos ideológicos fundamentalmente y de apoyo a una futura candidatura.

Afinidad personal: Hace referencia a relaciones de amistad construidas gracias a compartir un espacio común o el atributo anterior: gracias a compartir ideología o afinidad política.

Parentesco: Tiene que ver evidentemente, con lazos de familia que vinculan a los nodos.

Conveniencia: Esta categoría puede ser polémica, pero la incluyo porque en algunos momentos los actores o nodos, aunque no comparten ninguna de las otras categorías de manera directa, en algunos eventos clave, se unen o hacen alianza.

---

37 Este ejemplo es tomado de la tesis de maestría en Antropología de la autora, titulada: "ENTRE EL ACTA Y EL FORMATO DE ASISTENCIA. EL MACONDO DE LA POLÍTICA DE VÍCTIMAS EN SANTA MARTA, COLOMBIA". Universidad Nacional de Colombia, Bogotá, 2015.

Los Nodos[38]

Los nodos están conformados en su mayoría por funcionarios o agentes del estado con roles de tipo directivo en su mayoría. Todos sin excepción son oriundos de la costa caribe. En su mayoría samarios, con algunas excepciones como por ejemplo, la Directora territorial de la UARIV que nació en Cartagena.

Los agentes estatales casi en su totalidad son profesionales algunos de los cuales tienen estudios de posgrado. Unos pertenecientes a clases sociales y políticas de cierta tradición en la región. Otros actores se consideran más emergentes dado el alcance de un nivel educativo de posgrado, lo cual no es común ni mayoritario en el ámbito institucional de la ciudad.

Las relaciones

A lo largo del trabajo se van dibujando las relaciones entre los actores de la red, sus afinidades y la manera como se cohesionaban frente a diversos eventos.

Generalmente, la cohesión entre actores se hacía manifiesta a la hora de hacer oposición al alcalde. E igualmente, como dicha oposición se concretaba con sus funcionarios, con excepción del momento en el cual el Secretario de Gobierno y la funcionaria de planta líder de población vulnerable deciden defeccionar[39] con el fin de tramitar el interés de eliminar al enlace de víctimas de entonces.

La Directora territorial de la UARIV, juega un papel central en la red, teniendo en cuenta el rol que juega como directora del ente coordinador del sistema para la implementación de la política de víctimas en Santa Marta. Esto sumado a su posición de clase y entorno social y relaciones en la ciudad así como gracias al

---

38 Los métodos socio -métricos impulsados por la Psicología Social, con Bavelas y los llamados socio gramas de Moreno, fueron cercanos a los métodos de redes. Estos se basaban en la aplicación de cuestionarios formales, con el fin de analizar las preferencias de relación de los individuos para el desarrollo de actividades en grupos o estructuras de intercambio por factores de amistad o trabajo. Por el contrario, los primeros analistas de redes se sustentaban en herramientas etnográficas como la observación participante, orientados no tanto a los atributos o elementos constitutivos de los actores sino a las características y contenidos de sus interacciones.
39 Para profundizar en este concepto, ver teoría de la racionalidad y teoría de juegos. Defeccionar en el argot colombiano o en términos coloquiales se traduciría como "**faltonear**" a su propia administración con alianzas y salidas erráticas que a mediano plazo tuvieron un resultado adverso para dichos actores.

desconocimiento que la gran mayoría de agentes que deben impulsar la política tienen; terminaban colocándola en una posición ciertamente de poder.

La amistad de dicha funcionaria con el Personero municipal y el Director del DPS (Departamento para la Prosperidad Social) junto con la necesaria relación institucional, se manifestaba como una camarilla de movilización de intereses nada despreciable.

Una de las representantes de víctimas, "funcionaba" ciertamente como un nodo intermitente. Establecía relación y alianza de acuerdo a la posibilidad de mover recursos para sí. De ese modo, su relación oscilaba fundamentalmente alrededor de la triada o camarilla mencionada.

La Defensoría del pueblo y sus agentes se movilizaban generalmente como actores diferenciados independientes. Una especie de nodo aislado pero de gran poder en tanto lograba cohesionar en eventos y momentos de oposición ideológica política a la camarilla y los demás organismos de control, así como al propio concejo municipal.

Ambos, tanto el Defensor como el Personero, develaban en su quehacer intereses electorales a mediano y largo plazo, tomando como bandera el discurso de defensa de los derechos de las víctimas y relevando el peso que el tema recobraba si se tenía en cuenta que el 40% de la población de Santa Marta es víctima.

La líder de la oficina de población vulnerable de la alcaldía comparte a nivel de atributos de relación, varios de ellos: relación de afinidad política con entes de control[40] y de amistad con la directora de la UARIV, el Personero, el director del DPS y el Secretario de Gobierno.

Todos los agentes desarrollaban interacciones con las representantes de víctimas por mera conveniencia. Pero en la mayoría de los casos, la paradoja es que en su rol, muy poco o nada entablaban una interacción dinámica con las organizaciones de víctimas, con sus representantes y líderes.

Las contratistas del IPC María Eugenia, desarrollaron una relación de amistad con el delegado de la Procuraduría Provincial

---

40 Con excepción de la Defensoría del Pueblo.

dado que compartían casi a diario el mismo espacio de trabajo, la misma oficina e incluso se proveían apoyo en términos de aprendizaje para la orientación y atención a las víctimas.

Como un nodo de gran movilidad, el delegado de la Procuraduría, solía moverse con fluidez entre toda la red. Compartía afinidad institucional e ideológica y un aire de amistad de acuerdo a como se colocaran las fuerzas de poder según el evento o el momento.

Lo que lo diferencia quizás de las demás instituciones y agentes, es que desarrollaba su labor desde un discurso y práctica orientados a la protección de las víctimas.

La Coordinadora del SAT de la Defensoría regional del pueblo, tiene además un nexo de parentesco[41] con el Coordinador territorial de la OIM[42], que les permitió hacer más fluida la interacción y fortalecer el intercambio de información y recursos entre estas entidades, así como establecer un puente de interlocución con el hermético alcalde.

Vale la pena añadir que la Coordinadora del SAT, se desempeñó como Secretaría de Gobierno del actual alcalde, pero por el carácter de su práctica de oposición seguramente dicha experiencia no le fue grata.

Esta red se presenta no sólo como una red de pequeñas redes de diadas o triadas que como camarillas buscan gestionar sus intereses utilizando la política pública como escenario de poder.

Como lo destacaba Ramírez, la Antropología de la política pública permite develar los discursos, intereses y prácticas en torno al ejercicio del poder y esta red inserta o dinamizada desde la implementación de la política pública de víctimas buscaba gestionar sus intereses en torno a la oposición política, acciones electorales "preparatorias", acceso a recursos y búsqueda de visibilidad.

En ese entramado de relaciones ingresa el Secretario de Gobierno, convirtiéndose en funcional a dichas camarillas aunque sin ser incorporado plenamente a las mismas porque no compartía afinidad ideológica y política y por el rol que dentro de la administración jugaba.

41 Estos actores adicionalmente, tienen un lazo de parentesco. Son primos.
42 Organización Internacional para las Migraciones.

El intercambio entre estos actores: Camarilla UARIV y Secretario de Gobierno, se fundamentaba en que para el Secretario era la posibilidad de contar con orientación e información para el manejo de la política de víctimas con el valor agregado de crear estrategias para eliminar la gestión del enlace de víctimas.

Un interés que si compartían, dado que la directora deseaba que quién ejerciera como enlace fuese una persona que recomendó personalmente al alcalde para que además trabajara de la mano de su amiga dentro de la alcaldía, la líder de la oficina de población vulnerable.

Su sorpresa fue visible cuando esto no sucedió y el alcalde de manera autónoma y sin consulta decidió quién ejercería dicho cargo, en reemplazo de un contratista que había sido "eliminado" de manera contundente por esta red y que al no contar con el conocimiento del tema ni tener las herramientas antropológicas que yo tenía para el desarrollo de mi labor, quedó aplastado de manera implacable y removido del cargo[43.]

Los intereses políticos de los agentes de los organismos de control[44] se ponían en escena cuando se trataba de eventos relacionados con la atención y asistencia a las víctimas. Su discurso giraba en torno a la deficiencia de la administración para aplicar la política pública de víctimas y las acciones que en su beneficio desplegaban dichos entes. Cada uno a su manera y marcando independencia, para no perder protagonismo.

Solamente cuando se trataba de espacios como el Comité de Justicia Transicional o Subcomités, dichos actores se aliaban de manera coyuntural, para ejercer y manifestar su oposición ideológico-política a la administración actual.

Los costos de la defección por su vinculación a la camarilla, para el Secretario de Gobierno se reflejaron en su salida del cargo. Y para la funcionaria de planta le representó ingresar al mundo de la "atención" directa a la población víctima, siendo remitida por el nuevo Secretario de Gobierno a las instalaciones del IPC María Eugenia todos los días durante medio tiempo[45.]

---

43 Gracias a su carisma en general, y en particular con líderes de las comunidades y a que participó de manera activa en la campaña del alcalde, logró ser ubicado en otro cargo como contratista.
44 Incluso era un interés compartido por el Coordinador territorial de la OIM, - quién dado que representa a un organismo perteneciente al Sistema de Naciones Unidas – tenía que "bajar el perfil" pero sin menosprecio de la "plaza" que políticamente le representaba su cargo y el tema.

Las contratistas del IPC María Eugenia, con muy poca o nula influencia a nivel de poder, dada su escasa formación para el cargo, el desinterés hacia la atención a las víctimas y los múltiples conflictos protagonizados por ellas por atención negligente hacia las mismas, sumado a que su principal alianza era con el Secretario de Gobierno y la líder de población vulnerable, terminó con la finalización de unos de esos contratos y el traslado a otra área con menos sueldo para otra de ellas46.

Es de anotar que además, al igual que con el cargo de enlace de víctimas, este tipo de contratos eran del interés de la UARIV. Por lo cual, desde el vamos, la relación con dicha entidad por parte de estas contratistas, no fue la mejor.

Tuvo que ver además un aspecto de tipo político, dado que una de las contratistas junto con su familia, trabajaron activamente durante la campaña del alcalde, lo cual se convertía en elemento adicional para la divergencia y la distancia entre la directora de la UARIV y estos dos nodos.

Los flujos de relación en esta red, giran en torno al apoyo mutuo para ejercer oposición política a la actual administración y al intercambio de recursos principalmente de información, acerca de los requerimientos de la política pública misma y los eventos relacionados en el territorio.

De manera que pudiesen adelantarse a la propia administración y dejar en "evidencia" su ineficiencia en la respuesta a las demandas y situaciones relacionadas con la implementación de la política pública de víctimas.

Así mismo, sus alianzas implicaban la posibilidad de tener incidencia directa en la distribución de los recursos de la administración para la implementación de la política pública. Esto significa tener conocimiento detallado y ejercer dominio en la forma en que se utilizara el presupuesto asignado.

De hecho, esto evidenció como gran parte del presupuesto para el año 2012 y 2013 se volcó a asistencia y en mucha menor

---

45 Ya que la funcionaria no puede ser removida del cargo por libre nombramiento y remoción pues está nombrada por concurso. La funcionaria contaba además con una oficina para ella y su secretaria de manera exclusiva. Este espacio fue reasignado y en la actualidad funciona allí la oficina para la atención a población en situación de discapacidad. Por lo cual, ahora comparte medio tiempo laboral en el espacio colectivo para el funcionamiento de toda la Secretaría de Gobierno con otros funcionarios y contratistas.
46 Esta contratista logró mantenerse gracias a su relación personal con la Gestora Social.

medida a prevención y reparación simbólica y psico social (grandes ausentes).

Esto propicia que sea menor el posible apoyo subsidiario que otras instituciones como la Unidad de Víctimas o el ICBF pudiesen dar en términos de asistencia.

Pero además y de forma muy relevante, esta red de poder en apariencia simple, de poca densidad de contactos y relaciones, tenía como fuente de alcance – en términos de análisis de redes, entendido como nivel de extensión de relaciones y de impacto de la acción) el nivel de concentración e injerencia en todas las decisiones frente a la política.

Las organizaciones de víctimas y sus líderes eran "incorporados" a la red como nodos intermitentes, altamente dependientes y limitados en capacidad de decisión y acceso a información.

Ciertamente aquellos líderes con mayor formación o legitimidad y alcance en sus comunidades eran más bien apartados de la red. Lo que se ilustra en que a dichos actores no les llegaran las invitaciones a los eventos de capacitación o para la elección de representantes.

En cuanto a categorías de redes como posición sin discusión, los roles de los actores de la camarilla, con puestos de dirección permitía constituir una camarilla de peso en el curso y discurso de la política pública de víctimas. Concentración de recursos, de información y de poder para presionar, dirigir, facilitar u obstaculizar el flujo de los contenidos de la política pública y por tanto del Estado mismo en el contexto.

A continuación se presenta la visualización de la red de poder en torno a la implementación de la política de víctimas en Santa Marta.

Figura 6- 1: La red de poder de la política pública de víctimas en Santa Marta.

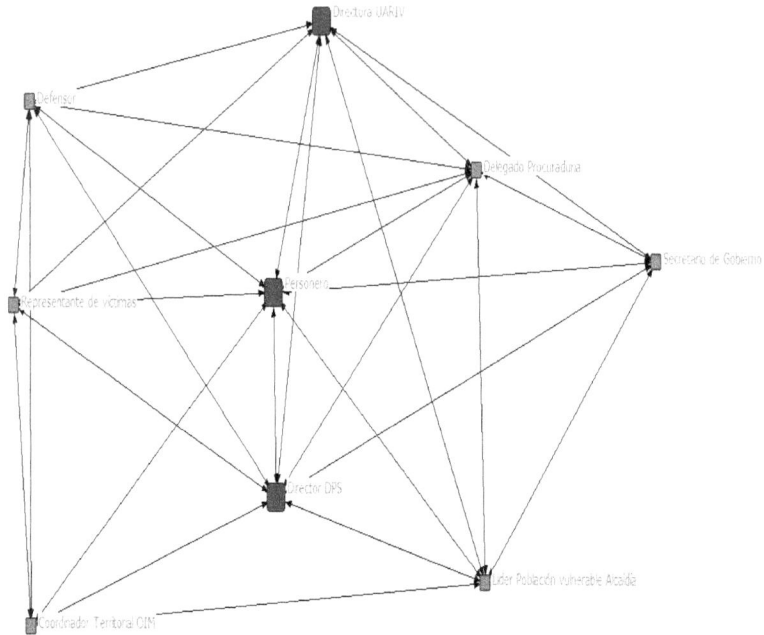

Gráfica elaborada con el software de UCINET 6[47]

---

47 Los primeros analistas de redes representaron gráficamente tipos de estructuras, partiendo de núcleos de origen, centros o egos, que se extienden y multiplican de acuerdo a la densidad de contactos e interconexiones. Estos grafos se denominaron: estrellas, anillos y mallas que con sus clasificaciones propias, sirvieron para representar estructuras sociales de parentesco, amistad y trabajo.

Bibliografía

BALBI, Fernando Alberto.2008. "La perspectiva etnográfica en los estudios sobre política, Estado y gobierno". En: Cuadernos de Antropología Social No.27 pp. 7-17. FFyL – UBA. Buenos Aires, Argentina.

BOTT Elizabeth. 1971 "Urban Families: Conjugal Roles and Social Networks". En: Man In Adaptation The Institucional Framework. Edited by Yehudi A. Cohen. USA,

EPSTEIN, A. L. 1969. "The Network and Urban Social Organization". En: SOCIAL NETWORKS IN URBAN SITUATIONS. Edited by Mitchell J. Clyde. Manchester University Press.

FRANK A. Kenneth. 1996. "Mapping Interactions within and between cohesive subgroups". En: Revista Social Networks 18.

FREDERIC, Sabina. 2000."De reunión en reunión. La observación participante en el conocimiento etnográfico de procesos políticos urbanos". En: Horizontes antropológicos No. 13 pp 195 – 216. Porto Alegre, Brasil.

GUBER, Rosana. 2001. LA ETNOGRAFIA. Método, campo y reflexividad. Grupo editorial norma.

GUPTA Akhil y SHARMA Aradhana. 2006. THE ANTHROPOLOGY OF THE STATE. A READER. Gran Bretaña, Blackwell Publishing.

GUTIERREZ, Francisco. 1998. La ciudad representada. Política y conflicto en Bogotá. TM EDITORES – IERPI U.N. Colombia.

HANNERZ Ulf. 1986. EXPLORACIÓN DE LA CIUDAD. HACIA UNA ANTROPOLOGÍA URBANA. Fondo de Cultura Económica, México. Cap.V: "Pensar en Redes".

KNOKE David. 1994. POLITICAL NETWORKS THE STRUCTURAL PERSPECTIVE, Cambridge University Press.

MASTRANGELO, Andrea. 2004. Las niñas Gutiérrez y la mina alumbrera. La articulación con la economía mundial de una localidad del Noroeste argentino. Serie etnográfica. Editorial Antropofagia.

MOSSER, Caroline. 1975. Differentiation and Movility in a Bogotá Retail Market. A thesis submitted for the degree of Doctor of Philosophy at the University of Sussex.

MITCHELL, Clyde. 1969. SOCIAL NETWORKS IN URBAN SITUATIONS. Edited by Mitchell J. Clyde. Manchester University Press.

PANTALEÓN, Jorge. 2005. Entre la carta y el formulario. Técnica y política del desarrollo social. Editorial Antropofagia. Buenos Aires.

PORTES, Alejandro and RUMBAUT Rubén. 1990. INMIGRANT AMERICA, University of California Press. USA.

RAMIREZ, María Clemencia. "Un recorrido conceptual por algunos de los nuevos ejes de la Antropología: el estado, la política pública y la corrupción. (Policopiado).

WASSERMAN Stanley Y FAUST Katherine. 1994. Social Network Analysis: Methods and Applications. Cambridge University Press.

Otros documentos de referencia:

acta y censo acerca del desplazamiento masivo ocurrido entre el 11 y el 19 de diciembre de 2012, desde el corregimiento de guachaca zona rural del distrito de SANTA MARTA – MAGDALENA. Secretaria de Gobierno de la Alcaldía Distrital de Santa Marta y Personería Municipal de Santa Marta. Colombia. 28 de diciembre de 2012.

DECRETO 4800 Reglamentario de la Ley 1448. Y DECRETOS 4633, 4634, 4634 de 2011. Ministerio de Justicia y del Derecho. Diciembre de 2011.

Documento Conpes 3726 lineamientos, plan de ejecución de metas, presupuesto y mecanismo de seguimiento para el plan nacional de atención y reparación integral a víctimas República de Colombia Departamento Nacional de Planeación Consejo Nacional de Política Económica y Social. Bogotá D.C., 30 de mayo de 2012

GUÍA METODOLÓGICA FORMULACIÓN E IMPLEMENTACIÓN DE PLANES DE CONTINGENCIA PARA ATENCIÓN DE EMERGENCIAS HUMANITARIAS

EN EL MARCO DEL CONFLICTO ARMADO COLOMBIANO.

LEY DE VÍCTIMAS Y RESTITUCIÓN DE TIERRAS. Ministerio del Interior y de Justicia. Imprenta Nacional de Colombia, junio de 2011.

Plan de Desarrollo Económico, Social y de Obras Públicas 2012 – 2015 EQUIDAD PARA TODOS: PRIMERO LOS NIÑOS Y LAS NIÑAS. Alcaldía Distrital de Santa Marta.

ANEXOS

Ilustración de una propuesta de análisis de redes sociales (ARS) para la investigación en artes audiovisuales y gestión cultural

María Eugenia Lodi
Profesora en Ciencias Antropológicas, UBA; docente en la Facultad de Artes, UMSA, lodimariaeugenia@gmail.com

Diego Díaz Córdova
Doctor en Ciencias Antropológicas, UBA; becario posdoc, UNLA; docente en la Facultad de Artes, UMSA, didibart@gmail.com

Introducción

La investigación de las Artes en los grados superiores de enseñanza, de máster y doctorado, reactivó un antiguo debate entre el ámbito científico y el artístico: cómo llevar a cabo procedimientos lógicos científicos con instrumentos y lenguajes artísticos creativos. Surge así la necesidad de homologar qué es lo que puede ser considerado investigación en artes y esto ha conducido al debate a un ámbito institucional, donde una vez más se han puesto de manifiesto límites y contradicciones que, más allá del ámbito específico del arte o de la ciencia, atraviesan y conforman la cultura moderna.

Al mismo tiempo los avances en la ciencia y la tecnología se introducen de manera constante no sólo en el campo específico del arte (en tanto producción y/o investigación), sino que configura un nuevo entramado de relaciones sociales en el cual la mayor parte de las comunicaciones y creaciones se encuentran mediatizadas por algún dispositivo tecnológico. El viejo mundo material se fusiona con el nuevo mundo digital, generando nuevas identidades virtuales, nuevas prácticas y por lo tanto nuevas realidades.

La investigación en el campo de las Artes se está modificando conforme a los nuevos objetos de conocimiento y posibilidades de abordaje. En la actualidad lo digital atraviesa "lo artístico" en varios niveles ontológicos que podemos diferenciar como investigación sobre las artes; investigación para las artes; investigación en las artes (Siguiendo la tipología propuesta por C. Frayling en Research in Arts and Design (1993) para distinguir las implicancias de la investigación y su relación con las artes).

Es cada vez más claro que la investigación en Artes no sólo involucra los procesos que los artistas llevan a cabo para desarrollar su obra, o los métodos utilizados para el análisis y la crítica de arte, sino que involucran, hoy en día, tanto a la museología como a la curaduría. Estas dos disciplinas necesitan de métodos de investigación comunicables, que no sólo permitan realizar su tarea con la mayor eficacia (en sentido estético y lógico), sino también que le brinde un marco teórico y herramientas metodológicas para un análisis de los procesos que intervienen tanto en la curaduría como en la museología.

Para los propósitos de este artículo nos concentraremos en una herramienta: el análisis de redes sociales (ARS). Esta herramienta, que presentamos a continuación, empieza a imponerse en el estudio de las humanidades y las ciencias sociales. Viene a complementar los estudios historiográficos, etnográficos, discursivos y estadísticos, clásicos en estas disciplinas; brindando información relevante para el análisis de las estructuras.

En este artículo presentamos una propuesta de investigación, utilizando el análisis de redes sociales, para ver la estructura de conexión de diferentes museos de la ciudad de Buenos Aires. El objetivo es observar la red, no necesariamente explícita, que se configura a partir de la interacción entre los nodos. Esto permitirá elaborar un diagnóstico sobre el estado actual de las comunicaciones y lógicas de trabajo de las entidades que forman parte del sistema de museos de CABA, detectando fortalezas y debilidades.

El Análisis de Redes Sociales (ARS)

Hoy en día en prácticamente todas partes escuchamos hablar de redes. El término dejó de referirse a la pesca o al deporte, para designar interacciones humanas. No es que antes no se usara en ciencias sociales o humanidades (los antecedentes pueden remontarse a la década del '50 (Reynoso, 2011)); pero su utilización estaba restringida prácticamente a la cuestión técnica. Con el advenimiento de la era conectada (Watts, 2006), el concepto pasó a estar en boca de todos. Esta disparidad tiene un efecto directo en la semántica del término y por lo tanto es necesario definir qué se entiende por "redes".

Distinguimos cuatro usos clásicos del concepto de redes. En primer lugar las nuevas redes sociales, como Facebook, Twitter, etc. que tienen un soporte informático y que a nuestros efectos denominaremos "cyber redes". En segundo lugar está el uso "metafórico", que es cuando se enuncia que existe una red pero no se la define con cierta precisión. Por ejemplo, se habla de "redes de artistas", sin profundizar en cómo está compuesta, sino para señalar la existencia de una agrupación que puede ser significativa. En tercer lugar se habla de redes cuando se practica "networking".

Este anglicismo designa la capacidad de actuar sobre una red presupuesta. Es muy utilizado por quienes trabajan sobre una red (cyber red o metafórica), haciendo circular recursos, como en el caso de un gestor, relaciones públicas, etc. En último lugar hacemos referencia al "análisis de redes sociales", que es una metodología particular, basada en la teoría de grafos, con un alto grado de formalismo pero una alta sencillez en su uso (lo cual no es muy habitual).

Para nuestra investigación vamos a utilizar fundamentalmente el ARS; cuando tengamos que referirnos a los otros tipos de redes, lo haremos en función de la nomenclatura especificada. Presentamos por lo tanto esta metodología, para que el lector pueda tener una comprensión más completa del trabajo y pueda ponderar sus potencialidades.

El ARS define a la red como a la conjunción de nodos y lazos. Los nodos son los elementos centrales de la red, pueden ser los individuos, las instituciones o cualquier otra entidad que el investigador escoja. Los lazos son aquellos elementos que unen a los nodos; pueden ser las obras que se prestan de un museo a otro, o la pertenencia a una misma escuela artística de los artistas que se están mapeando o cualquier otro vínculo que se considere pertinente.

De los nodos se pueden predicar atributos. Características o cualidades que se atribuyen a esos actores. Si tomamos el caso hipotético de los museos, estos atributos podrían ser la cantidad de visitantes por año, o bien el presupuesto anual. Se pueden predicar tantos atributos de los nodos como se deseen; no están restringidos más que por la facilidad en el uso.

De los lazos se puede predicar una dirección y un peso. Los lazos pueden ir de un nodo al otro, aunque no necesariamente a la inversa. Es decir pueden tener un solo sentido (un presupuesto se asigna desde una secretaría a un museo) o ser bidireccional (una obra se presta del museo A al museo B y luego el museo B presta al museo A) o simplemente señalar que existe (dos museos están relacionados si pertenecen a la misma dependencia estatal). Los lazos pueden tener pesos, que indiquen la intensidad del flujo que circula.

Por ejemplo, se puede cuantificar la cantidad de obras que un museo le presta al otro, o bien la ayuda que circula, medida en dinero u otros recursos en la red que se está observando. Los lazos también pueden ser simplemente un señalamiento de la existencia del vínculo, sin un peso mensurable. Dos museos están vinculados si tuvieron al mismo director; sólo se señala que la díada está vinculada.

Si bien no es nuestro interés con este artículo presentar todas las posibilidades que la metodología tiene, vamos a mencionar algunas características para que el lector no familiarizado pueda tener una idea más acabada. La unidad mínima en una red es siempre la díada, es decir el vínculo entre dos nodos.

El ARS nos provee con medidas que permiten comprender mejor la posición estructural de los nodos y también de la red en su conjunto. Las medidas de centralidad son las más simples y las más utilizadas. Señalan a aquellos nodos que poseen una diferenciación con respecto a otros. Por ejemplo, qué nodo tiene mayor cantidad de lazos, que se denomina "grado"; cuál es el camino más corto entre dos nodos, que se denomina "distancia geodésica"; qué nodo tiene un alto índice de intermediación, que se denomina "intermediario"; qué proporción de vínculos existen en relación a los vínculos posibles, que se denomina "densidad".

En una red, analizada con esta metodología, no es posible determinar un muestreo, como se utiliza en la estadística. Tampoco puede hacerse una selección teórica de casos, como se utiliza en la metodología cualitativa. Aquí o bien la red tiene un límite natural o bien el investigador define cuando termina de mapear la red. Si se aplica un muestreo clásico (basado en el azar) sobre un universo dado, la red será diferente cada vez y por lo tanto no puede usarse como medida estructural.

Usualmente, para definir los límites de una red, se aplican alguno de los siguientes métodos. Por un lado puede buscarse un límite natural, si es una comunidad cerrada, o como en el caso propuesto son los museos de CABA (que no son infinitos y son rastreables, si bien hay que definir claramente de antemano, qué es lo que se considera museo y qué no); por otro lado puede utilizarse el método de bola de nieve.

Esta metodología implica buscar a un actor (nodo), observar con quién está conectado (en función de los vínculos que se quieran ponderar) e ir a buscar a ese nuevo actor. Con el nuevo nodo, se repite el procedimiento hasta que o bien ya no quedan actores (nodos) o bien el investigador decide cortar, porque considera que tiene un número relevante o cualquier otra justificación.

Una cuestión importante con respecto al ARS, es que, como cualquier metodología, tiene, por detrás, un componente teórico y epistemológico importante. La metodología de investigación depende, siempre, de la teoría que se sustente y del cuerpo de hipótesis que se quieran probar. En este caso particular, lo que se exige es una mirada especial sobre los fenómenos sociales que se quieren investigar.

Básicamente se modifica la visión tradicional, aquella que pone el énfasis en los sujetos y en sus atributos (variables), por una mirada reticular que se focaliza en las relaciones entre los actores; en su carácter relacional. Esto implica que los grados de importancia de las observaciones varían, se corren desde una postura a veces llamada "individualismo metodológico" hacia una mirada sistémica, que contempla tanto a los individuos como a sus vínculos, ampliando por tanto el horizonte investigativo.

Por último queda señalar que esta metodología está, en algún sentido, atada al uso de programas informáticos que permitan procesar la información matricial que se genera. No es que no se puede hacer a mano (los cálculos de matrices se remontan más atrás del siglo XIX), el tema es que a medida que se agregan actores (nodos), la complejidad algorítmica también crece y por lo tanto se torna muy difícil de manejar sin el software apropiado.

Lo mismo puede decirse con respecto a la visualización de la red; se podría hacer a mano, pero los tiempos que llevarían convertirían a esta metodología en impracticable. Existen diversas soluciones informáticas; en nuestro caso, analizaremos los datos con el UCINET, NODEXL y con el programa GEPHI.

Antecedentes del ARS en la materia

Si bien esta metodología es aún relativamente novedosa, lo cierto es que existe un cuerpo de trabajos que aplican el ARS a la problemática artística, tanto en gestión, como en la estructura de las propias organizaciones intervinientes.

Podemos tomar por ejemplo el trabajo de Ramos, I. y Maya-Jariego, I. del año 2011, denominado "Alianzas y redes de colaboración entre las agrupaciones culturales de las Artes Escénicas en Andalucía". Allí se analiza la estructura que conforman 32 organizaciones vinculadas con las artes escénicas en la región andaluza. El trabajo no sólo incorpora el ARS, sino también metodología cualitativa (con entrevistas en profundidad), lo que muestra la flexibilidad del ARS y la posibilidad de combinar varias estrategias a la hora de responder los interrogantes.

La investigación muestra cómo la red de estas organizaciones no sigue una topología aleatoria (donde cada nodo tiene aproximadamente la misma cantidad de vínculos), sino que muestra que hay un núcleo central que poseen, entre ellos, más lazos que con el resto. Este conglomerado está concentrado en Sevilla, que por cierto es la capital de la región y puede responder a que allí también están agrupados los recursos (instituciones oficiales, etc.).

Por otra se analizaron los lazos formales (institucionales) e informales (que se dan entre los participantes) de las organizaciones relevadas. Se hicieron cálculos de solapamiento de red y se verificó que aquellas organizaciones con mayor cantidad de lazos formales, tenían también mayor cantidad de lazos informales.

Algunas de las cosas que se descubrieron con esta metodología compleja indican que tener un encargado de relaciones públicas en las organizaciones, facilita el vínculo con las demás (lo cual parece, a priori, un perogrullo, pero, en cualquier caso, siempre se necesita una comprobación).

También detectaron que cuando una organización pasa por un período de creatividad y productividad artística, la posibilidad de generar vínculos sólidos con las otras organizaciones, crece. En el trabajo los autores mencionan también como, a partir de la red, visualizaron las estrategias de las organizaciones en relación a si están especializadas o son heterogéneas. Esta estrategia se compuso a partir del análisis de cluster, que implica analizar las características compartidas dentro de cada grupo.

La especialización corría hacia el lado de la danza, en particular el flamenco (lo cual es esperable en esa región de España); la heterogeneidad da cuenta de aquellas organizaciones que combinan danza y teatro. El conocimiento de esta red y de todas sus implicancias, permiten, tanto a los integrantes de las diferentes organizaciones, como a las autoridades estatales (responsables de los financiamientos y de las facilidades), detectar las fortalezas y las debilidades del sistema, pudiendo aprovechar los recursos en una forma mucha más eficiente.

Esto no es poco asumiendo que en el mundo de las artes (al igual que ocurre en el mundo de la ciencia) los recursos son siempre escasos y exigen una maximización de los mismos. El otro antecedente que presentamos es el trabajo de Oehler, K. y Sheppard, S. "The potential of Social Network Analysis for Research on the Cultural sector", quienes analizaron el impacto de las organización artístico-culturales en las comunidades. Los autores llevaron a cabo tres redes en el

Centro de Arte y Cultura Ashé en Nueva Orleans, el

Movimiento de Arte y Cultura Latino (MACLA) en San José y el museo de Arte Contemporáneo de Massachussetts (MoCA). En el primer caso los autores focalizaron la red en aquellos grupos o personas que hicieron uso de las instalaciones del centro. Sobre todo luego del paso del huracán Katrina, que dejó a la ciudad arruinada, los recursos del centro no pudieron ser destinados a la recolección de datos (había otras prioridades).

Por lo tanto la información recolectada fue limitada y dedicada a los grupos externos al centro que pidieron utilizar las instalaciones y que tenían una dirección física (los datos fueron también georreferenciados).

Como no había información para vincular a los grupos entre sí, el trabajo se concentró en la tipología de estrella (un nodo central del que salen los vínculos hacia los nodos periféricos). El trabajo muestra el esfuerzo del centro para intentar brindar soluciones a una ciudad devastada, permitiendo compartir experiencias, pero también ofreciendo las instalaciones para grupos artísticos o vinculados con los derechos humanos.

En el segundo caso, el MACLA es una organización fundada en la década del '80 y cuyos objetivos son fomentar las artes y la cultura entre los latinos de esa región de California.

La red que los autores crearon estaba basada en las iniciativas y en los eventos orientados a la comunidad que el MACLA organizó en el año 2007. El trabajo nos muestra cómo si bien la red está bien conectada, pero a la vez muestra una dispersión geográfica. Los nodos no estaban únicamente vinculados al MACLA (como en el caso de Nueva Orleans), sino que se pudo mapear sus vínculos (si una organización participaba en un evento organizado por otra organización, que a su vez estuvo vinculada al MACLA).

El trabajo le permitió al MACLA conocer la estructura de su red, no necesariamente explícita y a la vez permitió que otras organizaciones y grupos conocieran al centro, lo que redundó en una mejora de las prestaciones.

El tercer caso está vinculado con el Musco de Arte Moderno de Massachussetts. Aquí se quería observar el impacto social del museo en la comunidad. Por lo tanto se recolectó información de toda la comunidad que rodea al museo. El trabajo se focalizó en las relaciones cara a cara, por lo que se tomaron a los individuos y a las organizaciones de la zona. La idea era ver cuán conectada estaba la red, en relación al museo y en relación a las dos zonas circundantes al MoCA, una de las cuales sufría una crisis económica (una región recientemente desindustrializada) y la otra era una zona residencial. Lo que mostró la red, es que las diferencias entre las regiones, se desvanecían cuando se las vinculaba con el museo.

Estos dos casos presentados permiten al lector tener una somera idea de la potencialidad de un análisis como el ARS aplicado a instituciones culturales y artísticas. El límite está dado únicamente por la imaginación del investigador, sin tomar en cuenta los recursos, que siempre son condicionantes.

Lo que queremos decir es que el ARS promete convertirse en una herramienta metodológica indispensable para los análisis en ciencias sociales y humanidades; una metodología que no es exclusiva (puede usarse coherentemente con otras metodologías), pero que brinda un panorama estructural con información trascendente para observar la dinámica social.

Un caso plausible

En este trabajo se aplicará esta metodología para conocer las relaciones, las organizaciones y actores que forman parte del universo del arte local. El objetivo del mismo es analizar el actual sistema museológico artístico cultural de la Ciudad de Buenos Aires en un momento determinado. Para esto se propone tomar en cuenta a los espacios, los eventos, artistas y curadores que participan del mismo a través de un relevamiento etnográfico de sus relaciones formales e informales.

Un museo es definido por el Consejo Internacional de Museos (ICOM) como una institución pública o privada, permanente, con o sin fines de lucro, al servicio de la sociedad y su desarrollo, y abierta al público, que adquiere, conserva, investiga, comunica y expone o exhibe, con propósitos de estudio y educación colecciones de arte, científicas, entre otros, siempre con un valor cultural, según esta entidad.

Es evidente que en el campo museológico hay debates permanentes y este consenso internacional puede verse alterado por corrientes reflexivas o críticas de las teorías y epistemologías dominantes. Su problematización queda fuera del alcance del presente artículo pero tomaremos como válidas las definiciones conceptuales desarrolladas por Georgina De Carli a lo largo de su trabajo (a mayor información sobre los debates en la museología actual consultar DECARLI, G "Vigencia de la Nueva Museología en América Latina: Conceptos y Modelos" (2003)).

Entendemos, junto a la Nueva Museología que un museo entonces se define por tres pilares fundamentales: un territorio, un patrimonio y una población. Estos tres pilares serán considerados en nuestro trabajo de forma acotada conforme a los objetivos de la investigación.

En este caso, se hará una delimitación a un solo tipo de entidad museológica, los museos de arte. Son instituciones que están dedicadas a la exposición de obras de bellas artes, artes gráficas, aplicadas y/o decorativas, presentando diversos períodos y estilos. Forman parte de este grupo los de escultura, galerías de pintura, museos de fotografía y de cinematografía, museos de arquitectura, museos de arte religioso y las galerías de exposición que dependen de las bibliotecas y archivos. Teniendo en cuenta esta definición de museo de arte, proponemos sumar al análisis otra categoría de actor, las empresas.

Estas entidades juegan un rol fundamental tanto para el fomento, mantenimiento y fortalecimiento de la actividad artístico cultural. Su aporte se puede rastrear en las acciones de donación, patrocinio y mecenazgo, por ejemplo.

Para poder abordar la complejidad de este sistema se propone un análisis de redes sociales que mapee las relaciones entre las entidades, los ejes temáticos propuestos, modalidades de exhibición, los artistas y curadores convocados. Esta red estará conformada por estos actores y sus lazos. A continuación se darán las definiciones conceptuales y se desarrollaran las categorías de análisis de nuestro trabajo.

Se define como entidad a toda aquella donde se realicen acciones vinculadas al arte audiovisual. Como vimos, estas pueden ser Asociación De Amigos, Centro Cultural, Espacio Arte, Galeria

Arte, Museo, Organismo Gubernamental o Empresa. Se tomará en cuenta además el tipo de gestión: pública, privada o mixta. Los Eventos hacen referencia a la actividad concreta propuesta: Muestra, Performance, Proyección, Experiencia Instalación. Por último tenemos los Actores, personas o colectivos que forman parte de la actividad cultural artística en distintas instancias, estos pueden ser Artistas, Curadores, Directores de Museos, Presidentes de Entidades.

El análisis de redes propuesto se basa en siete tipos distintos de relaciones: Apoyo institucional, Cooperación Institucional, Préstamo, Financiación, Expone en, Curaduría y Laboral/Institucional. Cada uno de ellos ofrece una red de intercambios sustancialmente diferente, con independencia de que se trate del mismo conjunto de actores.

LAZOS	
TIPO	**DESCRIPCIÓN**
APOYO INSTITUCIONAL	Aval para la realización de las actividades, reconocimiento formal y gubernamental, supone una acción determinada en el tiempo, no continuada necesariamente, particular.
COOPERACIÓN INSTITUCIONAL	Realización de tareas conjuntas en igual o distinto grado/tipo para la realización de las actividades así como del funcionamiento general de la institución.
PRÉSTAMO	Préstamo de obras para la realización de actividades, ya sean de colecciones privadas o públicas.
FINANCIACIÓN	Aval económico directo y material entre una organización/individuo y otro que permite la ejecución de las actividades así como del funcionamiento general de la institución/individuo.
EXPONE EN	Artista/Grupo de Artistas que realizan una exposición - muestra o actividad en una institución.
CURADURÍA	Acción de un sujeto de ser el curador de una determinada actividad/institución.
LABORAL - INSTITUCIONAL	Pertenencia de un sujeto/grupo a una entidad específica por desempeñar funciones laborales o institucionales en ese lugar. Aplica para los Directores de Museos, Presidentes de Fundaciones, Académicos, Docentes y Staff.

En una primera instancia nos interesa tener en cuenta las presencia o ausencia de relaciones entre los actores (entidades, eventos, actores) que se tomarán de forma binaria. Luego, ante la posibilidad de existencia de más un tipo de relación o múltiples contactos en un mismo tipo, se valorarán estas conexiones para poder tener en cuenta la intensidad del vínculo. La intensidad del lazo permite evaluar niveles diferentes de compromiso y acuerdo entre los actores.

Para el análisis de la posición de los nodos se utilizarán las medidas de centralidad de grado y de intermediación. Esto permitirá conocer cuáles son los nodos relevantes en tanto generadores de actividades y propuestas culturales, al mismo tiempo la intermediación nos permite detectar cuáles son los nodos claves para unir subgrupos dentro de la red.

Para el análisis estructural de la red se utilizarán las medidas de distancia geodésica y de densidad. Esto permitirá conocer cuan cohesionada es la red y poner a prueba la hipótesis de la existencia o no de un sistema museológico y su integración.

En una primera etapa de la investigación se abordará el problema realizando un relevamiento etnográfico de los actores y lazos, tomando como referencia el material de carácter público disponible en línea publicado en los sitios web de las entidades. Para hablar de un sistema museológico audiovisual es importante destacar el rol de los comunicadores: prensa y blogs especializados que funcionan como centralizadores y distribuidores de información sobre las distintas actividades.

De la misma forma es interesante tener en consideración a las redes sociales especializadas en el ámbito artístico. Sin embargo estos dos actores, medios y comunidades, quedan fuera del alcance de este ejercicio. Se espera poder llegar a buen puerto con estos objetivos para luego ir por más, mapeando también los vínculos informales entre estos actores.

Los vínculos informales son aquellos que no constan en un organigrama o en un programa de una muestra, son las relaciones interpersonales que establece la comunidad. Para esto, se requiere además hacer mano de otras técnicas antropológicas como la observación participante y las entrevistas en profundidad

Conclusiones

Las redes sociales (en su sentido más general posible), son ya una actividad conceptual y práctica cotidiana. Su impacto alcanza todos los órdenes y se constituye en un abordaje metodológico novedoso, de potencial uso para investigaciones vinculadas con la gestión cultural, la curaduría y la museología.

En primer lugar la metodología en cuestión, establece también algunas definiciones conceptuales, para evitar confusiones cuando se habla de redes. El ARS permite tanto una mirada de conjunto (a partir de la visualización gráfica de la red), así como un análisis detallado (a partir de las diferentes medidas que pueden aplicarse). Desde un punto de vista epistemológico obliga a mirar los fenómenos bajo estudio desde una perspectiva relacional. La clásica unidad de análisis atributiva (la matriz rectangular) es substituida por una unidad reticular (la matriz cuadrada) y ello implica una mirada de sistema, total o sintética de la problemática empírica.

Los antecedentes presentados sobre la aplicación de esta metodología a la temática vinculada con el arte, permiten ser optimistas, con respecto a la replicación del método en el ámbito local. Los trabajos muestran cómo diversos objetivos e hipótesis de investigación pueden ser abordados con el ARS. Incluso ilustran acerca de la combinación de diferentes estrategias metodológicas, tanto cuantitativas como cualitativas, con el análisis de redes. Las redes permiten obtener un nuevo conocimiento, que no necesariamente es obvio a priori. Ese nuevo conocimiento puede ser utilizado para tomar decisiones que afecten la estructura de base.

El trabajo concreto consistirá en el mapeo de la red de museos de arte de CABA. A partir de los actores elegidos (eventos, artistas, espacios, curadores y empresas), se relevarán en un principio en forma virtual (y luego con información presencial), las estructuras de cada uno de estos actores, pudiendo vislumbrar qué nodos son los centrales, cuales los periféricos y de qué manera están interactuando en el espacio de las artes plásticas institucionales, los diferentes protagonistas.

También se pretende indagar en la naturaleza de los

intercambios dentro de la red, observar y ponderar qué clase de recursos son los más usuales (¿obras, colaboraciones, recursos financieros?). Con esta información es posible sugerir cursos de acción tomando en cuenta los costos y los beneficios, tanto de las personas como de las instituciones implicadas.

Las investigaciones en humanidades y en ciencias están experimentando cambios en la forma de abordar los problemas. La interdisciplinariedad, la mezcla de los campos semánticos y las nuevas potencialidades tecnológicas, están transformando la manera en que intentamos conocer.

En el área de la investigación en artes plásticas, los efectos son también visibles y afectan tanto a los artistas como a quienes realizan investigaciones desde la gestión, la curaduría o la museología, así como también a quienes practican la crítica. En este sentido entendemos que una metodología como el ARS puede ser un aporte importante en un campo que además adquiere cada día una mayor importancia.

Referencias

Albert Laszlo Barabasi, y Jennifer Frangos. Linked. 2002.a ed. Cambridge: Perseus Publishing Books, 2002.

Carlos Reynoso. Modelos interdisciplinarios en la gestión sostenible de la sociedad y la cultura. 2011.a ed. Buenos Aires: SB ed., 2011.

Christopher Frayling. 1993–1994. "Research in Art and Design." Royal College of Arts Research Papers 1 (1). http://www.transart.org/wp-content/uploads/group- documents/79/1372332724-Frayling_Research-in-Art-and-Design.pdf.

Daniel Ramos, y Isidro Maya Jariego. «Alianzas y redes de colaboración entre las agrupaciones culturales de las Artes Escénicas en Andalucía.» Revista de Metodología de Ciencias sociales 26 (2013): 15-34. doi:105944.

Duncan Watts. Seis grados de separación: La ciencia de las redes en la era del acceso. 2006.a ed. Barcelona: Paidós, 2006.

Francoise Mairesse. «¿Ha terminado la historia de la museología?» Museo real de Mariemont. Accedido 16 de febrero de 2016.
http://www.museoliniers.org.ar/museologia/ICOFOM_FrancoisMairesse-es.pdf.

Georgina DeCarli. «La Revolución Informática y Digital ¿Están nuestros museos y nuestros países preparados para ello?» En Acta de VII Encuentro Regional CECA LAC, 90. Corrientes, 2009. http://www.museosyeducacion.com/documentos/memoriascorrientes.pdf.

———. «Vigencia de la Nueva Museología en América Latina: Conceptos y Modelos.» Revista Abra, 2003.

Georgina DeCarli, y Christina Tsagaraki. «Los museos Latinoamericanos e Internet.» Fundación ILAM, 2003. http://www.ilam.org/docs/ILAM/Edit3_Art_VigenciaNM.pdf.

Kay Oehler, y Stephen Sheppard. «The Potential of Social Network Analysis for Research on the Cultural Sector.» Center for creative community development, 2010. http://web.williams.edu/Economics/ArtsEcon/library/pdfs/NetworkAnalysisAndCulture.pdf. Kay Oehler, Stephen Sheppard, Blair Benjamin, y Laurence Dworkin. «Network analysis and the social impact of cultural arts organizations.» Center for Creative Community Development., 2007. http://web.williams.edu/Economics/ArtsEcon/library/pdfs/NA%20Network%20Paper%2001 0807.pdf.

Rubens Bayardo. «Museos: entre identidades cristalizadas y mercados transnacionales.» Anais do museu paulista 13 (s. f.).

Softwares propuestos para el análisis

Bastian M., Heymann S., Jacomy M. (2009). Gephi: an open source software for exploring and manipulating networks. International AAAI Conference on Weblogs and Social Media. https://gephi.org/

Borgatti, S.P., Everett, M.G. and Freeman, L.C. 2002. Ucinet for Windows: Software for Social Network   Analysis.   Harvard,   MA: Analytic Technologies. https://sites.google.com/site/ucinetsoftware/home

Smith, M., Milic-Frayling, N., Shneiderman, B., Mendes Rodrigues, E., Leskovec, J., Dunne, C., (2010). NodeXL: a free and open network overview, discovery and exploration add-in for Excel 2007/2010 from the Social Media Research Foundation, http://www.smrfoundation.org

www.ingramcontent.com/pod-product-compliance
Lightning Source LLC
Chambersburg PA
CBHW070321290526
45791CB00003B/1200